*Die beste Medizin gegen Herzerkrankungen,
die Ihr Arzt meist nicht empfiehlt:
Lebensmittel!*

Über den Autor:
Philipp Homer Graff, geboren 1981 bei Luxemburg, geht seit über 15 Jahren der Frage nach, was besonders gesunde und langlebige Menschen auszeichnet. Stets hält er sich mit aktuellen Studien in international anerkannten, wissenschaftlichen Fachzeitschriften zum Thema Gesundheit und Langlebigkeit auf dem Laufenden. Die so gewonnenen Erkenntnisse nutzt er für seine Bücher. Der diplomierte Wirtschaftswissenschaftler arbeitete bereits im Management eines internationalen Lebensmittelkonzerns. In seinem Studium beschäftigte er sich u.a. mit Gesundheitsökonomie. Er ist Unternehmer, Berater/Coach und Autodidakt.

Philipp Homer Graff

POWER HERZ

Kein Mensch muss einen Herzinfarkt erleiden!

Die Ratschläge in diesem Buch sind vom Autor sorgfältig erwogen und geprüft worden. Sie bieten jedoch keinen Ersatz für kompetenten medizinischen Rat. Alle Angaben in diesem Buch erfolgen daher ohne jegliche Gewährleistung oder Garantie seitens des Autors. Eine Haftung des Autors und seiner Beauftragten für Personen-, Sach- und Vermögensschäden ist ebenfalls ausgeschlossen.

Inhalt

Einführung

Herzinfarkt und Schlaganfall gefährdet ist heute jeder Erwachsene jeden Alters, welcher sich durchschnittlich ernährt, ob dick oder dünn, sporttreibend oder Stubenhocker. Bereits mit weniger als 20 Lebensjahren existieren heute bei der Mehrzahl der Menschen Blockaden innerhalb der Arterien,[1] welche den Blutkreislauf erheblich beeinträchtigen. Gesunde Arterien sind essentiell für unsere Gesundheit, denn sie transportieren nicht nur sauerstoffreiches Blut, sondern versorgen auch über das Herz alle Regionen des Körpers mit lebensnotwendigen Nährstoffen.

Immer dann, wenn hauptsächlich Fette und Cholesterin, aber auch andere Zellen sich in den Arterien anreichern, entstehen Fettstreifen (streifenförmige Ansammlung Cholesterin gefüllter Zellen in den Arterien) und eventuell Plaques, welche die Blutzirkulation blockieren.

Herzerkrankungen stellen, oft in Form eines Herzinfarkts, die häufigste Todesursache für Frauen und Männer in unserem Land und auch den meisten anderen westlichen Nationen dar. Tausende Patienten lassen einen massiven chirurgischen Eingriff, teils am offenen Herzen, über sich ergehen und erleiden trotzdem Herzinfarkte. Obwohl einige Medikamente in der Lage sind, den Fortschritt der

Krankheit manchmal aufzuhalten, wird die Ursache der Krankheit in keiner Weise behandelt. So ist es auch kein Wunder, dass die Mehrheit der Herzpatienten unter einem stetigen Fortschreiten der Krankheit leidet. Folglich erhalten sie noch mehr Medikamente, kommen wieder in die Röhre (bzw. Computertomographie) zur bildlichen Darstellung der üblicherweise verschlechterten Situation, und wiederum erfolgen chirurgische Eingriffe (ob Bypass oder Stent (Gefäßstütze zum Offenhalten der Arterien)). Der Patient wird immer invalider und nicht selten stirbt er dann noch verfrüht. Fragt man bei den Ärzten nach, was man denn sonst tun könne, heißt es viel zu oft: „Mehr können wir da leider nicht machen."

Die Herangehensweise bei Herzerkrankungen ist de facto heute genauso, wie vor über 40 Jahren, und dazu noch völlig ineffektiv: Die Krankheit wird damit weder geheilt, geschweige denn die Epidemie beseitigt, welche unser Gesundheitssystem langfristig finanziell untragbar macht. Die Perversion des Ganzen ist: Man kennt heute die Ursache von 99,5% der Herzerkrankungen und eine breite Basis an wissenschaftlichen Studien belegt die Heilbarkeit und Vermeidbarkeit der Krankheit.

6 Warnsignale für verstopfte Arterien oder: Woran erkennt man, dass man hochgradig Herzinfarkt gefährdet ist?

Bei der sog. koronaren Herzkrankheit, im Übrigen die häufigste Todesursache in Deutschland und der westlichen Welt, betreffen die Blockaden genau die Arterien, welche zum Herz führen. Das verursacht häufig Brustschmerzen und führt letztendlich zum Herzinfarkt. Doch wenn die Arterien zur Brust betroffen sind, sind auch andere Arterien beeinträchtigt, was heißt, dass nicht nur Brustschmerzen ein Warnsignal sein können, sondern im ganzen Körper verteilt Signale auftreten können. Arteriosklerose (oder Gefäßverkalkung) kann jede Arterie in unserem System treffen und die daraus resultierenden Symptome sind erste Anzeichen für eine bevorstehende Herzkrankheit.

Selbstverständlich nimmt jeder die auftretenden Symptome anders war, doch es gibt ein paar eindeutige Warnsignale, welche bedeuten: Es ist 5 vor 12, spätestens jetzt muss reagiert werden. Rückenschmerzen sind ein verbreitetes, erstes Warnsignal. Der Grund dafür ist recht simpel: Die Arterien, welche den Rücken versorgen, gehören zu den ersten im Körper, welche Plaque ansammeln und damit Symptome einer Blockade in den Arterien aufweisen. Der dadurch verminderte Blutdurchfluss zum

Rücken kann die Bandscheiben schwächen, welche die Rückenwirbel polstern und schützen, und damit schmerzhafte Bandscheibenvorfälle auslösen und Nerven einklemmen – mit den bekannten Folgen. Diejenigen, welche unter chronischen Rückenschmerzen leiden, sind tatsächlich wesentlich häufiger von verstopften Arterien betroffen als diejenigen, welche keine Rückenschmerzen erleiden müssen.[2] Leider wird dieses Warnsignal aus dem Rücken in vielen Fällen falsch interpretiert und andere Ursachen dafür verantwortlich gemacht, dabei sollte man dieses Signal in Bezug auf das Herz sehr ernst nehmen und definitiv mit Gegenmaßnahmen reagieren.

Ein offensichtliches Signal für verstopfte Arterien bei Männern sind Erektionsstörungen. Denn logischerweise, wenn der Blutfluss zum Penis verringert wird, ist das Ergebnis eine sexuelle Funktionsstörung. Der Zusammenhang zwischen akuter Herzinfarktgefahr (und auch Schlaganfall) und Erektionsstörungen ist im Übrigen so hoch, dass man, würde man alle unter Potenzstörungen leidenden Männer systematisch auf Herzkrankheiten untersuchen (und natürlich anschließend behandeln), Millionen von Herzinfarkten und Schlaganfällen langfristig vermeiden könnte. In den USA hat man mal ausgerechnet, dass das allein dem Gesundheitssystem der USA an die 30 Milliarden US Dollar Kosten über 20 Jahre hinweg ersparen würde.[3] Wer also unter Erektionsstörungen leidet, sollte unverzüglich einen Arzt aufsuchen und seine Ernährungsgewohnheiten (darauf gehen wir in nachfolgenden Kapiteln ein) umgehend umstellen.

Müdigkeit und Schwindelgefühl können ebenfalls Warnsignale für verstopfte Arterien darstellen. Durch die mangelnde Durchblutung wird die Sauerstoffversorgung eingeschränkt und damit werden Schwindel und extreme Müdigkeit ausgelöst. Speziell Frauen sind von diesen Symptomen häufiger betroffen.[4] Auch hier sollte man unbedingt daran denken, dass die Ursache für diese Symptome einen Herzinfarkt auslösen kann.

Nicht zu unterschätzen ist Atemnot oder Kurzatmigkeit. Ursächlich kann hier wiederum die eingeschränkte Versorgung, auf Grund verstopfter Arterien, mit Blut sein.[4] Wenn man also z.B. bei Tätigkeiten im Haushalt, beim Treppensteigen, lockeren Spaziergängen oder normaler Gartenarbeit schnell außer Atem ist, sollte man das nicht unterschätzen. Natürlich ist bei extremen sportlichen Anstrengungen eine verstärkte Atmung auf Grund des erhöhten Sauerstoffbedarfs völlig normal. Atemnot bei alltäglichen Tätigkeiten ist ein weit verbreitetes und eindeutiges Warnsignal für verstopfte Arterien und damit ein stark erhöhtes Herzinfarktrisiko, wenn Lungenprobleme, wie Asthma, als Ursache ausgeschlossen werden können. Nicht auszuschließen ist auch, dass beides, die Lungenprobleme und ein Herzproblem, vorliegen.

Das bekannteste Symptom sind Schmerzen in der Brust (auch als Angina pectoris oder kurz Angina bezeichnet), welche durch einen reduzierten Blutfluss zum Herzen, wiederum auf Grund verstopfter Arterien, entstehen können. Angina wird meist wahrgenommen als Druck-, Taubheits-, Quetsch-, Engegefühl oder brennender

Schmerz[4] oder gar alles zusammen. Ein eindeutigeres Warnsignal als Angina für akute Lebensgefahr durch einen eventuell folgenden Herzinfarkt gibt es kaum.

Weniger bekannt sind nur scheinbar vom Herz unabhängige Symptome, welche die Arme, Beine, Hände und/oder Füße betreffen können. Ablagerungen in den Arterien, welche die Arme und Beine versorgen, verursachen schmerzende, taube und/oder kalte Gliedmaßen.[4] Menschen, welche häufig kalte Hände und Füße haben, können von einem erhöhten Herzinfarktrisiko betroffen sein und sollten vorbeugende Maßnahmen treffen.

Die aufgeführten Symptome und Warnsignale unseres Körpers kennen sicherlich einige von Ihnen von Familienmitgliedern oder Freunden und Bekannten, welche herzkrank waren und jahrelang unter den Symptomen litten, bevor sie der Krankheit erlagen. Unglücklicherweise ist allerdings bei mehr als der Hälfte der Menschen, welche plötzlich wegen einer Herzerkrankung sterben (akuter Herztod), das erste Warnsignal bereits das letzte. Anders ausgedrückt: Sie könnten erst realisieren, dass Sie zur Risikogruppe gehören, wenn es schon zu spät ist. Sie könnten fit und munter sein und sich wunderbar fühlen und wenige Zeit später (vielleicht eine Stunde) ist das schöne Leben vorbei. Folglich sind für jeden Einzelnen präventive Maßnahmen gegen Herzerkrankungen lebensnotwendig – im Idealfall lange bevor erste Symptome überhaupt auftauchen.

Medikamente werden völlig überschätzt

Ein geradezu blindes Vertrauen stecken Ärzte und Patienten in Pillen/Medikamente und Behandlungsmethoden. Medikamente geben vor das Problem bzw. die Ursache einer Krankheit zu beheben, tun sie aber meistens nicht, sie behandeln nur Symptome. Die Ursache der Krankheit bleibt somit bestehen und damit erhebliche Risiken. Ein schönes Beispiel liefern hier Statine (Cholesterinsenker), welche häufig als vorbeugende Maßnahme gegen Herzinfarkt verschrieben werden. Fragt man Patienten, überschätzen diese den Schutz solcher Cholesterin senkender Medikamente vor Herzinfarkt völlig. Sie glauben Statine wären über 20-fach wirksamer als sie tatsächlich sind und schätzen, dass bei über 50% der Fälle in einem 5 Jahres Zeitraum ein Herzinfarkt mit dem Medikament vermieden würde.[5] Tatsächlich liegt der Wert für die meisten Patienten bei weniger als 3%.[6]

Wer hoch Herzinfarkt gefährdet ist und seine Cholesterinwerte nicht anderweitig (über die Ernährung und den Lebensstil) senken will, klar, der wird wohl Statine nehmen müssen. Für alle anderen gilt zu beachten, ob die Risiken und Nebenwirkungen solch ein geringes Wirkungspotential (nicht mal 3%!) wert sind. Denn diese Medikamente sind u.a. hochgiftig für die Leber, was auch der Grund ist, warum behandelte Ärzte regelmäßig Blutproben ziehen, um Leberschäden zu prüfen. Eine weitere unschöne Nebenwirkung sind Muskelschäden, welche auch dann auftreten können, wenn im Blut kein Nachweis von Muskelzerfall zu finden ist und keine Symptome von Muskelschwäche bis Muskelschmerzen vorliegen. Das konnten Biopsien solcher Statin nehmender Patienten eindeutig beweisen.[7] Bei jüngeren Leuten mag der Muskelzerfall und damit geschwächte Muskeln (auch wenn das sicher kein normaler Mensch will) nicht so dramatisch sein, doch bei älteren erhöht das zusätzlich das Risiko für Stürze und damit Brüche und andere Verletzungen.

Bei Frauen wird, wie eine Studie mit über tausend Teilnehmerinnen bestätigte, durch Medikamente aus dem Statin-Bereich das Brustkrebsrisiko gar verdoppelt.[8] Ein verdoppeltes Krebsrisiko ist schon keine kleine Nebenwirkung mehr, aber hat Ihr Arzt Sie darüber aufgeklärt? Oder darüber, dass Gedächtnisverlust, Desorientiertheit und Verwirrung in so hohem Maße als Nebenwirkung von Statin-Medikamenten auftreten, dass selbst die US Gesundheitsbehörden neuerdings einen zusätzlichen Warnhinweis (für die Ärzte und Patienten) dazu auf den Verpackungen der Medikamente sehen wollen?[9] Ein schmutziges Geheimnis der Pharmakonzerne, welche Cholesterin senkende Medikamente herstellen, ist, dass wenn Patienten wüssten, wie selten das jeweilige Medikament objektiv hilft, sie es nicht mehr nehmen würden.[10] Das ist selbstverständlich nachvollziehbar im Hinblick auf 97% der Fälle, wo z.B. Statine nicht nur keinen Herzinfarkt verhindern, sondern obendrauf noch zahlreiche, durchaus extreme, wie wir gesehen haben, Risiken und Nebenwirkungen mitbringen.

Eindeutig wird hier von Seiten der Hersteller und Ärzte (welche die Risiken kennen sollten) in Anbetracht der wenigen Menschen (gerade mal 3%), welchen diese Medikamente tatsächlich helfen, ein Medikament viel zu hoch angepriesen. Objektiv gesehen, ist das eine ganz klare Irreführung der Patienten. Auf Grund dieser Irreführung denken viele Patienten nicht über Alternativen, wie eine konsequente Ernährungsumstellung, nach und das ist nicht nur tragisch für unser Gesundheitssystem, sondern vor allem tödlich für Millionen von Menschen.

Mit der richtigen Zusammensetzung, das zeigen unabhängige Studien, verhindert eine konsequent herzgesunde Ernährungsweise bei herzkranken Menschen in über 99% der Fälle weitere Herzinfarkte.[11] D.h. bei fast allen Menschen und nicht nur bei lächerlichen 3 Prozent! Zeigt das nicht eindrucksvoll, wie viel mehr man mit gesunder Ernährung erreichen kann, als mit Medikamenten mit nicht unerheblichen Risiken und Nebenwirkungen? Die Aufgabe eines verantwortungsvollen und im Sinne des Patienten agierenden Arztes ist somit zum einen die Aufklärung über die objektive Wirkung von Medikamenten (nicht die aus dem Werbeheft des Herstellers) und zum anderen ein starkes Plädoyer für eine Ernährungsumstellung. Die Anwendung der konventionellen Medizin ist bei Herzkrankheiten eine irreführende, fast schon betrügerische Medizin.

Eng verknüpft mit dem Herzinfarktrisiko ist bekanntermaßen Bluthochdruck. Leider existiert hier wiederum das gleiche grundsätzliche Problem: eine totale Überschätzung der Wirksamkeit von Medikamenten und Unterschätzung der Risiken und Nebenwirkungen. Schauen wir uns als Beispiel das wohl bekannteste Medikament der Welt, das Aspirin, mal genauer an. Aspirin ist sicherlich ein effektives Schmerzmittel. Viele Menschen setzen allerdings auf Aspirin aus einem anderem Grund: als Blutverdünner um das Risiko eines Herzinfarkts zu senken. Doch auch Aspirin besitzt diverse Nebenwirkungen. Die blutverdünnende Eigenschaft mag einen Herzinfarkt verhindern können, kann aber im Gehirn einen hämorrhagischen Schlaganfall auslösen, was bedeutet, dass eine Blutung ins Gehirn läuft. Aspirin kann als weitere unerwünschte Nebenwirkung das Gewebe unseres Verdauungstrakts schädigen. Man sollte auch bei Aspirin individuell mit seinem Arzt abklären, ob die Nebenwirkungen den Einsatz rechtfertigen.

Besser ist es natürlich die Vorteile von Aspirin ohne die Nebenwirkungen zu bekommen. Zu schön um wahr zu sein? Nein, man kann beides auf völlig natürliche Weise haben. Denn der Wirkstoff von Aspirin ist Salicylsäure, welche in vielen Obst- und Gemüsesorten zu finden ist. Umso mehr Obst und Gemüse man konsumiert, umso höher ist auch der Salicylsäurelevel im Blut.[12] Man kann mit einer pflanzenbasierten Ernährung so die gleichen Werte erzielen, wie mit der täglichen Einnahme von Aspirin (75mg).[13] Jetzt werden einige denken: Halt, ich dachte, das hat auch negative Folgen, wie beim Medikament Aspirin! Hier nicht: Das ist nun mal der Vorteil von Pflanzen, denn diese liefern den

Wirkstoff in Kombination mit zahlreichen Pflanzenwirkstoffen, welche negative Nebenwirkungen verhindern.[14] Stattdessen gibt es gratis eine Reihe von weiteren gesundheitlichen Vorteilen obendrauf, welche mit Obst- und Gemüsekonsum stets einhergehen.

Medikamente zu nehmen und damit Symptome zu lindern und gleichzeitig Nebenwirkungen in Kauf zu nehmen ist vergleichbar mit folgender Geschichte: Stellen Sie sich vor, Sie stoßen sich gewaltig an einer Tür und eine Schwellung entsteht an der betroffenen Stelle. Jetzt warten Sie normalerweise ab und mit der Zeit heilt sich der Körper wieder selbst und die Schwellung ist weg. Sind Sie Herzinfarkt gefährdet, was heute den Großteil der Bevölkerung bei normaler Ernährung betrifft - also praktisch fast jeden -, ist das nun so, als würden Sie dreimal täglich (mit jeder ungesunden Mahlzeit) – im Vergleich mit der Türprellung – gegen die Tür rennen. Dann gehen Sie zum Arzt und der verschreibt Ihnen Schmerztabletten, damit die täglichen Aufpralle an der Tür leichter zu erleiden sind, statt gemeinsam zu überlegen, wie man denn die Türzusammenstöße verhindern könnte. Das beschreibt in etwa den Umgang der „modernen" Medizin mit Herzpatienten.

Der einzige Weg zur Heilung und Prävention der Herzkrankheit
und damit eines vorzeitigen
Todes durch Herzinfarkt

Kein Mensch muss an einem Herzinfarkt sterben. Das ist bei über 99,5% der Menschen eine individuelle Entscheidung auf Grund des Lebensstils. Nur bei 0,5% aller Menschen, das ist gerade mal einer von 200, existiert ein Gendefekt, welcher unabhängig von der Ernährung hohe Cholesterinwerte fördert[15] (trotzdem können selbst diese Betroffenen mit der richtigen Ernährung ihr Herzinfarktrisiko drastisch senken). Alle anderen müssen definitiv nicht an einem Herzinfarkt sterben. Wie bei vielen Themen in unserer Gesellschaft halten sich allerdings Mythen der Vergangenheit noch über Jahrzehnte, obwohl geradezu riesige Datenmengen und wissenschaftliche Fakten die Mythen längst entkräftet haben. Besonders blöd sind diese Mythen, wenn man auf Grundlage ihrer Aussagen frühzeitig stirbt, was bei Herzinfarktmythen leider der Fall ist.

Einige Leute (auch Ärzte) glauben z.B. immer noch, dass viele Menschen einen Herzinfarkt erleiden, obwohl sie gar keine Risikofaktoren (wie hohe Cholesterinwerte) erfüllt hatten. Andere glauben sogar, dass Herzinfarkt und Bluthochdruck normale Erscheinungen im Alter sind. Beide

Aussagen sind nicht nur bewiesenermaßen völliger Quatsch,[16] sondern fördern zudem auf gefährliche Weise ungesunde Ernährungsformen, weil die Leute glauben ein Herzinfarkt sei sowieso unvermeidbar. So sterben Millionen von Menschen auf der Welt frühzeitig an einem Herzinfarkt auf Grund von falschen Mythen und Märchen abseits jeder Realität.

So jetzt haben wir aber genug über Herzinfarktmythen gesprochen, lassen Sie uns nun über positive Studien sprechen, welche uns einen Weg in eine Gesellschaft frei von Herzkrankheiten zeigen. Fangen wir mit der aussagekräftigsten Studie zum Thema Behandlung und Heilung von Herzkrankheiten an. 200 Patienten mit einer Herz-Kreislauferkrankung (zusätzlich: teils mit mehreren Begleiterkrankungen erhöhter Cholesterinwerte, teils mit Bluthochdruck und teils mit Diabetes) wurden an der Cleveland Klinik in den USA Bestandteil dieser klinischen Untersuchung, welche auf einer Studie von 1985 mit damals nur 20 Teilnehmern aufbaut. Bereits diese Studie zeigte erstaunliche Ergebnisse, allerdings war die untersuchte Gruppe etwas kleiner. Alle medizinisch relevanten Daten der 200 freiwilligen Teilnehmer wurden zu Beginn detailliert erfasst – von Aufnahmen der Arterien bis zur Familiengeschichte bzgl. der Herzkrankheit.[17]

Der Kern der Behandlungsmethode war eine komplette Ernährungsumstellung. Den Hauptteil der herzgesunden Ernährung bildeten Vollkorngetreide, Hülsenfrüchte, Linsen, Gemüse und Obst. Mit einer abwechslungsreichen Ernährung auf dieser Basis konnten alle relevanten Nährstoffe (inkl. aller Aminosäuren) für unseren Körper aufgenommen werden. Lediglich Vitamin B12 wurde zusätzlich eingenommen. Zudem wurde den Teilnehmern empfohlen geschrotete Leinsamen täglich zu konsumieren, als zusätzliche Quelle für die essentiellen Omega-6 und Omega-3 Fettsäuren.[17]

Soviel zu den erlaubten Lebensmitteln in der aufklärenden Studie. Verboten wurden den Teilnehmern folgende Produkte: alle zusätzlichen Öle, Fleisch, Fisch, Geflügel, Milch, verarbeitete Lebensmittel, welche Öle, Fisch, Fleisch, Geflügelprodukte (damit auch Eier), Milchprodukte, Avocados, Nüsse und hohe Salzmengen enthalten. Die Patienten sollten zudem zuckerhaltige Produkte (Haushaltszucker, Fructose und auch Getränke damit, Zucker auf Basis raffinierter Kohlenhydrate, Fruchtsäfte, Sirup, Melasse) und Koffein (also Kaffee) vermeiden.[17]

Die Teilnehmer wurden zu sportlicher Aktivität ermutigt, gefordert wurde aber keine Ertüchtigung. Denn die Studie konzentriert sich allein auf die Wirksamkeit einer optimalen Ernährung fürs Herz. Deshalb wurden auch keine psychosozialen Ansätze, wie Meditation, Entspannungsübungen oder Yoga integriert. Da alle Patienten höchst Herzinfarkt gefährdet waren (teils gar schon Herzinfarkte hatten) haben sie die verschriebenen Medikamente weiterhin eingenommen, beobachtet von ihren anderen Ärzten, welche sie zuvor (vor Beginn der Studie) behandelt hatten.[17]

Um die Teilnehmer von dieser doch relativ strengen Ernährungsweise (wenn man von einer normalen westlichen Ernährung herkommt) zu überzeugen, wurden Bevölkerungsgruppen, welche ausführlich untersucht wurden, dargestellt, welche sich rein pflanzlich ernähren und in denen keine Herzkrankheiten existieren. Und andererseits wurden Kulturen vorgestellt, welche hauptsächlich Fleisch- und Milchprodukte konsumieren und wo Herzkrankheiten allgegenwärtig sind,[18] so wie bei uns eben auch. Als besonders extremes Beispiel, wie ein Eingriff in die Ernährung Herzkrankheiten verhindern kann, wurde Norwegen im Zweiten Weltkrieg aufgeführt: Die deutsche Besatzungsmacht beschlagnahmte den kompletten Viehbestand für die eigenen Truppen, so dass die Norweger sich rein pflanzlich ernähren mussten. In dieser Zeit fiel die Anzahl an Herz- und Schlaganfalltoten in Norwegen rapide auf ein historisches Minimum.[19]

Neben der Vorstellung faktisch Herzinfarkt resistenter Kulturen und der enormen Auswirkungen einer Ernährungsumstellung, wurden auch die Ergebnisse der deutlich kleiner angelegten Studie von 1985 den Patienten präsentiert. Dabei wurden u.a. Bilder von Arterien (als sogenannte Angiogramme, d.h. mit Magnetresonanztomografie (MRT) erstellte Aufnahmen) gezeigt, welche vor der Ernährungsumstellung völlig verstopft und verhärtet waren und am Ende der damaligen Studie wieder in ihren gesunden Ursprungszustand waren.[17]

Zusätzlich wurden alle Teilnehmer in Seminaren in pflanzenbasierter Ernährung und Kochweise geschult, und fortlaufend standen den Teilnehmern Berater zur Seite.[17] Heute ist das ja kein Problem mehr bei der Fülle an veganen Kochbüchern und kostenlosen pflanzlichen Rezepten im Internet, auch völlig ölfreie Rezeptideen findet man im Netz zu jedem Geschmack. Statt dass man z.B. Zwiebeln und Knoblauch in Öl schwenkt, kann man das genauso gut mit ein wenig Wasser hinbekommen. Bei vielen veganen Backrezepten, wo Öl oder Margarine zum Einsatz kommt, kann man das Fett mit Apfelmus oder Pflaumenmus ersetzen, das wird genauso locker und lecker. Die Nahrungsaufnahme aller Teilnehmer wurde protokolliert, ebenso wie alle relevanten medizinischen Daten und das über einen Zeitraum von ca. 5 Jahren.

11% der Teilnehmer folgten den Ernährungsprinzipien (kein Fleisch, kein Fisch, keine Milchprodukte und keine zusätzlichen Öle) nicht wie vereinbart, 2/3 dieser Gruppe der Abweichler erfuhr im Zeitraum der Studie unerwünschte Folgen einer Herzkrankheit: vom Tod durch Herzinfarkt in den schlimmsten Fällen oder Erleiden eines Schlaganfalls bis hin zu notwendig gewordenen weiteren massiven chirurgischen Eingriffen (Herztransplantation, Gefäßprothesen oder Bypass).[17] Man muss berücksichtigen, dass 2/3 der nicht prinzipientreuen Teilnehmer (bzgl. der Ernährungsvorgaben der Studie) eine erschreckend hohe Zahl ist, wenn man berücksichtigt, dass bei diesen Patienten ein volles konventionelles medizinisches Arsenal aufgefahren wurde. So viel nochmals zur Effektivität von den derzeit zum Einsatz kommenden Medikamenten und Behandlungsmethoden.

Ein Großteil der Studienteilnehmer (89%) ist den Ernährungsvorgaben treu gefolgt. 99,4% dieser Gruppe konnten alle Folgen der Herzkrankheit (Herzinfarkt, Schlaganfall) im Zeitraum der Studie vermeiden. Nur ein einziger Schlaganfall (0,6%) wurde bei dieser Gruppe registriert und kein einziger Patient ist gestorben. Fast 100% der Teilnehmer wurde mit einer Ernährungsumstellung (kein riskanter chirurgischer Eingriff und kein Einsatz von Medikamenten mit Risiken und Nebenwirkungen) geholfen. Im relativ kurzen Zeitraum der Studie wurden bei 22% der Teilnehmer nicht nur die Symptome und Folgen einer schweren Herzkrankheit vermieden, sondern sogar die Arterien wieder geheilt.[17] Das ist doch mehr als revolutionär!

Mit Recht muss man sich jetzt fragen: Warum wird nicht in allen Kliniken diese extrem kostengünstige und effektive Behandlungsmethode eingesetzt? Vermutlich werden bis dahin noch Jahrzehnte vergehen, denn die Lobby von Brokkoli, Grünkohl und Vollkorngetreide ist vermutlich (wenn überhaupt vorhanden) der Lobby der Pharmakonzerne weit unterlegen. Also ist jeder selbst gefragt, seine Ernährung herzfreundlicher zu gestalten. Die Zahlen und Fakten der Studie sprechen eine eindeutige Sprache: Ohne die Ernährungsumstellung werden trotz Medikamente und konventioneller Behandlungsmethoden weit über 60% Opfer einer Herzerkrankung, mit der Ernährungsumstellung nur 0,6%!

Viele weitere Studien mit pflanzlicher Ernährung haben ähnliche, aber niemals solch extrem überragende Resultate erzielt. Warum? Da vermutlich nicht das volle Potential herzgesunder Ernährung ausgeschöpft wurde. Denn oben genannte Studie war die einzige, welche Öle vollständig aus dem Speiseplan der Patienten gestrichen hat. Genauso wurden auch verarbeitete Produkte mit selbst geringsten Mengen Ölzusätzen herausgenommen.[17] In vielen Produkten vermutet man keine zugesetzten Öle und Fette, aber lesen Sie mal die Zutatenlisten angefangen von Backwaren, selbst Müsli bis hin zu Trockenfrüchten. Da wird ein Haufen Öl versteckt, was in der Summe natürlich Auswirkungen auf unsere Gesundheit hat. Glücklicherweise findet man, wenn man sich ein bisschen damit beschäftigt, heute genug ölfreie Alternativen. Durch die konsequente Vermeidung von Produkten (Fleisch, Fisch, Milchprodukte), welche dem Körper Cholesterin und gesättigtes Fett zuführen, fallen zwei weitere Hauptgründe für die Entstehung von Herz-Kreislauferkrankungen einfach weg.

Die Entstehung von Trimethylaminoxid (TMAO), eine atherogene (Atherosklerose (Arterienverkalkung) hervorrufende) Verbindung, wurde mit der optimierten Ernährung der Studie vollständig vermieden. Aus Lecithin und Carnitin, welche in Eiern, Milch und Milchprodukten, Leber, rotem Fleisch, Geflügel, Meeresfrüchten und Fisch enthalten sind, produziert die Darmflora TMAO. Bei Veganern sind die schädlichen Bakterien, die den ungesunden Stoff herstellen, gar nicht mehr in der Darmflora vorhanden.[17] Ein weiterer, erheblicher Vorteil des stringenten Verzichts auf tierische Produkte.

Mindestens sollte nach solch einer Studie jeder Herzpatient das Recht haben, über diesen alternativen und hoch
effektiven Weg informiert zu werden. Den einzigen Weg,
welcher in der Lage ist koronare Herzerkrankungen zu heilen. Es konnte gezeigt werden, dass in den meisten Fällen
auf einen operativen Eingriff vollständig verzichtet werden
kann – bei stringenter Ernährungsweise natürlich. Denn
schon nach 3 Wochen konnte man mit einem PET-Scan
(Computertomographie) einen Heilungsprozess nachwei-
sen.[17] Selbstverständlich muss solch eine Entscheidung
stets in Absprache mit dem behandelten Arzt erfolgen.

Über eine halbe Million Beweise,
dass koronare Herzkrankheiten nicht existieren müssen

Es gibt Regionen in dieser Welt, wo koronare Herzkrankheiten nicht vorhanden waren. In der chinesischen Provinz Guizhou lebten um 1980 ca. 500 Tausend Menschen und damals starb in einem Zeitraum von drei Jahren kein einziger Mensch (unter 65 Jahren) auf Grund einer koronaren Herzerkrankung. Im großangelegtem China-Cornell-Oxford Projekt im ländlichen China der 80ziger Jahre wurde die Nicht-Existenz zahlreicher chronischer Erkrankungen auf die Ernährungsweise der Menschen dort zurückgeführt.[20] Reis, Gemüse, Hülsenfrüchte und Obst bildeten eine ideale Nahrungsgrundlage für ein Leben frei von Herzleiden.

Nicht nur in Asien konnte man solche Regionen ausmachen, bereits Anfang des 20. Jahrhunderts stellte man fest, dass in einigen Regionen Afrikas koronare Herzerkrankungen im Prinzip nicht existent sind. Erst dachte man, na ja vielleicht leben sie gar nicht solange, dass eine Herzerkrankung entstehen kann. Doch Autopsien von über 600 Menschen aus den USA im Vergleich zu über 600 Menschen Afrikas gleichen Alters zeigten bei den Amerikanern ganze 136 Herzinfarkte und bei den Afrikanern nur einen einzigen.[21] Über 100 mal mehr Tote durch Herzinfarkt bei den Amerikanern. Offensichtlich waren schon damals die Ernährungsgewohnheiten in den USA alles andere als herzgesund. Das steht ganz im Gegensatz zu Afrika, wo eine ballaststoffreiche, pflanzliche Küche das Leben der Menschen prägte.

Manch einer könnte jetzt behaupten: Vielleicht haben die Bevölkerungsgruppen dort bestimmte, bessere Gene? Das Argument konnte schon mehrmals vollständig entkräftet werden, denn wenn Menschen von Regionen mit minimalen Herzinfarktrisiko in Regionen mit hohem Risiko ziehen, steigt ihr Risiko rapide und passt sich der neuen Region innerhalb kurzer Zeit an.[22] Der Grund ist recht simpel: Man passt sich mit der Zeit regionalen Essensgewohnheiten vor Ort an.

Weltweite Bevölkerungsstudien verdeutlichen einmal mehr, wie stark die Ernährung die Gesundheit beeinflusst und wie wenig eigentlich Gene zu sagen haben. Mit jeder Entscheidung für ein Essen mit gesättigten Fettsäuren oder Cholesterin entscheiden wir uns für einen frühzeitigen Tod oder zumindest eine lange Leidensgeschichte. Doch es liegt im wahrsten Sinne des Wortes in unserer Hand, was wir in unseren Mund geben und wofür wir uns entscheiden. Wir brauchen keine „fortschrittliche" Medizin und „neueste" Medikamente, um chronische Übel zu vermeiden oder zu heilen. Wir brauchen nicht mal einen Hightech-Operationssaal, was wir stattdessen brauchen ist eine simple Küche mit massenweise Gemüse, Obst, Vollkorngetreide und Hülsenfrüchten.

Stickstoffmonoxid-Power,
das lange unterschätzte Molekül

Bei Stickstoffmonoxid (NO) denken die meisten wohl erst einmal an einen aggressiven Umweltschadstoff und damit Smog oder Sauren Regen. Das ist auch vollkommen richtig, NO ist in hohen Konzentrationen ein Giftgas und verätzt u.a. die Atemwege. Doch was in alles in der Welt hat NO bitte mit Herzerkrankungen zu tun?

NO hat eine zweite, positive Identität: als ein beispielloses biologisches Kommunikationsmittel im Körper. Die Zellen, welche unsere Arterien auskleiden (als Endothel bezeichnet), signalisieren mit dem Ausscheiden von NO den Muskelfasern in den Wänden der Arterien sich zu entspannen, wodurch sich die Arterien weiten und damit kann mehr Blut durchfließen. Deswegen werden auch Patienten bei einem Angina pectoris-Anfall Nitroglycerin-Tabletten verabreicht, welche zu NO werden und so die Arterien zum Herzen weiten, damit der Herzmuskel wieder optimal mit Blut versorgt werden kann.

Für eine optimale Versorgung mit NO ist das Enzym NO-Synthase verantwortlich. Mit diesem Enzym wird das Gas (NO) im Körper erzeugt. Vermutlich stammt das NO aus den chemischen Grundbausteinen des Lebens als vor ca. 3,5 Milliarden Jahren noch hauptsächlich nur Bakterien auf der Erde lebten. Im Stoffwechsel der Bakterien spielt auch heute noch NO eine wichtige Rolle. Die Feinde unseres Versorgers mit NO und damit des Enzyms NO-Synthase sind freie Radikale. Diese kurzlebigen Molekülfragmente fressen nicht nur NO, sondern kapern auch noch die NO-Synthase und bringen sie dazu weitere freie Radikale frei zu setzen.[23] Mit dem unerfreulichen Ergebnis, dass zu wenig NO vorhanden ist, somit die Arterien versteifen, und damit der Blutdruck und das Risiko eines Herzinfarkts ansteigen.

Was können Sie also zum Schutz Ihrer Arterien tun? Ganz einfach: Sie fluten Ihren Körper mit pflanzlichen Lebensmitteln reich an Antioxidantien und schalten damit die freien Radikalen aus und das Enzym NO-Synthase kann wieder normal arbeiten. Ein hoher Konsum von Antioxidantien über Nahrungsmittel, wie Beeren und anderes Obst und Gemüse, führt nachweislich – schon innerhalb von nur zwei Wochen – zu entspannten und geweiteten Arterien.[24]

Wir können sogar noch mehr zum Schutz unserer Arterien in Zusammenhang mit NO tun, indem wir gezielt Gemüse essen, welche natürlicherweise Nitrate enthalten. Diese wiederum kann unser Körper in NO umwandeln. Die Effektivität nitratreicher Gemüse ist so stark, dass die positive Wirkung schon innerhalb weniger Stunden im Körper an einer massiven Senkung des Blutdrucks nachweisbar ist.[25]

Aus welchem Gemüse bekommen Sie am meisten Nitrate - und damit NO für die Arterien? Hervorragende Quellen stellen dunkelgrüne Blattgemüse dar, wobei an der Spitze Rucola steht. Wer jetzt nicht immer Rucola essen möchte (was auch nachvollziehbar ist) kann genauso gut Grünkohl, Mangold, gemischte Blattsalate, Rote Beete, das Grün Roter Beete, Pak Choi oder was es sonst an Blattgrün gerade im Supermarkt gibt nehmen. Wenn die Arterien regelrecht von NO durchspült werden, hat ein Herzinfarkt gar keine Chance mehr überhaupt aufzutreten.

Das ist auch der Grund, warum Dr. Esselstyn von der Cleveland Klinik, einer der weltweit erfolgreichsten Ärzte, wenn es um die Behandlung von koronaren Herzerkrankungen geht, seinen Patienten (welche natürlich bereits erkrankt sind) empfiehlt, 6 mal täglich eine Faust voll Grün (in gekochter Form, 5 – 6 min gegart) über den Tag verteilt zu essen (mit etwas Zitronensaft oder Balsamico Essig beträufelt). Das klingt extrem, aber ein Herzinfarkt oder eine OP am offenen Herzen ist noch um ein vielfaches extremer und endet viel zu häufig mit dem Tod. Nicht nur das Herz profitiert von den Nitraten aus dem grünem Gemüse, eine optimale Versorgung des wichtigsten Organs überhaupt, des Gehirns, mit Blut wird ebenfalls gewährleistet.

Herzgesunde Öle sind
ein todbringendes Märchen

Kurz: Es gibt keine herzgesunden Öle. Sorry, aber das musste vorab gesagt werden, da eine gewaltige Lobby der Ölproduzenten (ausnahmsweise nicht die Erdöllobby) immer wieder versucht mit objektiv irreführenden Studien etwas anderes zu beweisen, auf Kosten tausender Menschenleben. Man findet selbst Ärzte und Kardiologen, welche diese todbringenden Märchen unters Volk bringen ohne sich ernsthaft mit den zugrundeliegenden Studien beschäftigt zu haben.

Lassen Sie uns eines der am höchsten angepriesenen Öle genauer betrachten: Olivenöl. Das sog. Wundermittel der mediterranen Diät. Liest man die seriösen Studien zur Langlebigkeit und Gesundheit im mediterranen Raum genauer, fällt auf, dass nicht Olivenöl für die gesundheitlichen Vorteile der Menschen am Mittelmeer verantwortlich ist, sondern eine Ernährung reich an frischen Gemüse, antioxidantienreichen Obst und zahlreichen Hülsenfrüchten (von Kichererbsen, über verschiedene Bohnen bis hin zu Linsen). Und woran sterben auch die meisten Menschen da unten verfrüht? An Herzinfarkt verursacht durch u.a. den Olivenölkonsum.

Es konnte eindeutig nachgewiesen werden, dass Olivenöl beinahe die gleichen, negativen Auswirkungen auf die Funktionalität der Arterienwände hat, wie andere fettreiche Mahlzeiten (ob z.B. Käse, Fast-Foods (Hamburger mit Pommes) oder Käsekuchen).[26] Wer jetzt denkt: Aber woher kommen dann die Studien, welche Olivenöl empfehlen und womit für Olivenöl geworben wird? Diese sog. Studien behaupten zwar endotheliale (die Gefäßwände betreffende) Verbesserungen gefunden zu haben, tatsächlich wurde allerdings eine Erweiterung durch Mangeldurchblutung gemessen. Und dafür, dass ein Zusammenhang dazwischen und verringertem Herzinfarktrisiko besteht, gibt es keine Anhaltspunkte. Zig Studien haben, wie sich mittlerweile herausgestellt hat, diese irreführende Messmethode verwendet.[27] Die Leidtragenden sind die Herzpatienten, welche solchen Studien Glauben schenken. Auch andere pflanzliche Öle sind nicht wesentlich besser fürs Herz als bekanntermaßen ungesunde Fette (wie gesättigte). Die gesunde Funktionalität der Arterien wird genauso durch Palm- oder Sojaöl eingeschränkt, wie durch Olivenöl, und übrigens völlig unabhängig davon ob mit dem Öl frittiert wird oder es frisch verzehrt wird.[28]

Klar, dass jetzt einige sagen werden: Moment mal, die haben doch bestimmt kein extra natives Olivenöl in den meisten Studien verwendet? Richtig, meist wird raffiniertes Öl in den Untersuchungen verwendet. Glücklicherweise liefert eine spezielle Studie zu dem Thema Näheres. Extra natives Olivenöl enthält tatsächlich noch einen winzigen Teil entzündungshemmender pflanzlicher Nährstoffe aus der Olivenfrucht, und dadurch werden die negativen Auswirkungen des Öls minimal gemildert.[29] In Bezug auf die Funktionalität unserer Arterien schneidet extra natives Olivenöl natürlich etwas besser ab, als z.B. Butter.[30] Doch selbst eine großangelegte Studie mit über 40.000 Teilnehmern vermutet zwar einen leichten Vorteil des extra nativen Olivenöls gegenüber raffiniertem, doch relevante positive Auswirkungen einer Ernährung mit Olivenöl, betreffend die Arterien- und damit Herzgesundheit, konnten nicht festgestellt werden.[31]

Bei Olivenöl kann man ja noch verstehen, warum einige glauben, dass es gesund sei, da sie einfach die gesunde, antioxidantienreiche Ernährung des Mittelmeers (Gemüse, Obst, Hülsenfrüchte, Getreide) auf nur einen einzigen Bestandteil (das Olivenöl) reduzieren. Doch wie können sich Mythen bzgl. Kokosöl solange halten, nachdem ohne jeden Zweifel es heute Fakt ist, dass Kokosöl schädlich ist. Man muss kein Experte sein, um zu verstehen, dass ein Fett, wie Kokosöl, reich an gesättigten Fettsäuren die Arterien verkalkt. Kokosöl gehört zu den wenigen pflanzlichen Quellen für gesättigte Fettsäuren, welche das schlechte Cholesterin (LDL) erhöhen und damit den Hauptrisikofaktor für Herzerkrankungen.

Die Hersteller und Verkäufer von Kokosöl erzählen uns traurigerweise ein Märchen, was für jeden tödlich enden kann, wenn man dem Märchen glaubt. Sie behaupten doch dreist, man müsse sich wegen dem gesättigten Fett in ihren Kokosölen keine Sorgen machen, weil da ein gesättigtes Fett enthalten wäre, was die Cholesterinwerte nicht erhöhe. Das ist sogar richtig, aber Kokosfett enthält mindestens genauso viele andere „böse" Fette (wie z.B. 10% Palmitinsäure usw.), die eben extrem schädlich sind. Das ist im Übrigen die gleiche Argumentationskette, wie wenn Coca-Cola sagen würde: „Unser Produkt besteht hauptsächlich aus Wasser, das ist nicht nur gesund, sondern sogar lebensnotwendig." oder Snickers (von der Firma Mars) sagen würde: „Das ist keine Süßigkeit, das ist gesund, da sind Nüsse drin."

Und um die Perversion des Ganzen noch zu steigern, findet man Studien (weiß der Himmel, wer die finanziert: die Kokosölverkäufer vielleicht?), welche Kokosöl in einem guten Licht erscheinen lassen, indem sie es mit Butter (!) vergleichen! Klar steigert sowohl die Butter als auch das Kokosöl das schlechte Cholesterin, jedoch das Kokosöl nicht ganz so stark.[32] Ein Produkt ist sicherlich nicht besonders gut, wenn man es mit dem schlechtesten Produkt überhaupt vergleichen muss (in Bezug auf Herzerkrankungen), um es gut dastehen zu lassen – eine äußerst fragwürdige Taktik.

Ein weiteres, von den Produzenten als gesund propagiertes Öl, ist Fischöl. Angeblich schütze das Omega-3 aus dem Fischöl das Herz, und deswegen werden teure Fischölkapseln millionenfach geschluckt ohne die Wirksamkeit zu hinterfragen. Also schauen wir uns mal an, was die Wissenschaft dazu sagt. Erfreulicherweise hat sich bereits 2012 eine Gruppe von Wissenschaftlern mit dem Thema beschäftigt und alle vorhanden Daten aus den bisherigen, klinischen Studien zusammengefasst, welche die Zusammenhänge zwischen Fischöl und Herzinfarkt, Schlaganfall,

Lebenserwartung, akuten Herztod und der Gesamtsterblichkeit untersuchten. Zusätzlich wurden Studien unter die Lupe genommen, die die Auswirkungen von ölhaltigem Fisch auf die Gesundheit untersuchten. Nachdem die Forscher alle Daten aus allen bis dato vorhandenen Studien zusammengefasst hatten, kamen sie zu einem ernüchternden Ergebnis: Weder in Bezug auf die Gesamtsterblichkeit, Herzinfarkt- oder Schlaganfallrate konnte eine schützende Funktion des Fischöls nachgewiesen werden.[33] D.h. kein teures Fischöl in Kapseln und kein ölhaltiger Fisch bringt irgendwelche Vorteile für die Herzgesundheit. Ganz im Gegenteil eine Studie mit über 3.000 Männern mit Angina zeigte, dass diejenigen, die in der Studie ölhaltigen Fisch essen sollten, und v.a. diejenigen, die Fischölkapseln verabreicht bekamen, ein erhöhtes Risiko für einen akuten Herztod hatten.[34]

Und dann geistert noch ein Mythos mit Eskimos, die angeblich wegen ihrem hohen Fischkonsum keinen Herzinfarkt bekämen, seit über 40 Jahren durch die Medien. Zwei dänische Forscher haben das mal in den 70zigern behauptet und damit eine Welle von Folgestudien losgetreten, die im Jahr 2014 anhand einer Datenanalyse von ambitionierten Wissenschaftlern zusammengefasst wurden, wieder mit dem Ergebnis: Es gibt keinen Anhaltspunkt für einen herzschützenden Effekt der Eskimo-Diät. Eskimos erleiden genauso häufig Herzinfarkte, wie die Durchschnittsbevölkerung.[35] Doch zurück zu den zwei dänischen Forschen, die den Stein ins Rollen gebracht haben: Sie hörten, dass Eskimos seltener an Herzerkrankungen leiden würden, also haben sie die

Ernährungsweise der Eskimos untersucht und in einer Studie dargestellt. Die Verbreitung von Herzerkrankungen bei Eskimos haben sie sich, was ja absolut relevant gewesen wäre, nie angeschaut.[35] 40 Jahre Folgestudien sind also blind einer reinen Vermutung gefolgt, keinen Fakten. Verrückt, oder?

Trotz allem ist die Frage berechtigt, woher bekommen wir dann die Fette, welche unser Körper braucht? In vollwertigen Lebensmitteln, ob Nüsse, Samen, Hülsenfrüchte oder Gemüse, sind alle lebensnotwendigen Öle und Fette vorhanden. Dadurch dass die Öle hier nicht isoliert konsumiert werden, sondern in einem Nährstoffpaket an pflanzlichen Nährstoffen verpackt, bestehen hier keine negativen Auswirkungen auf die Herzgesundheit. Trotzdem empfehlen Experten Patienten, welche bereits herzkrank sind, den Konsum von Nüssen völlig zu minimieren. Ab und zu Nüsse als Snack, für alle gesunden Menschen, ist absolut zu empfehlen, da Nüsse allein das Schlaganfallrisiko um die Hälfte reduzieren können.[36] Selbst bei Übergewicht helfen Nüsse: Langzeitstudien belegen einerseits keine Auswirkungen auf eine Gewichtszunahme bei zusätzlichem (!) Nusskonsum und andererseits gar positive Effekte.[37] Es können doch nicht einfach Kalorien verschwinden, oder? Anscheinend schon: Dazu wurden in einer Untersuchung einer Gruppe eine Ernährung mit exakt festgelegten Kalorien verabreicht und einer anderen Gruppe die gleiche Ernährung, aber zusammen mit Walnüssen. Das erstaunliche Ergebnis: Die Gruppe mit den Nüssen hat deutlich mehr eigenes Körperfett verbrannt![38]

Wenn Herzpatienten allerdings auch Nüsse meiden sollten (Fisch und Fischöl sowieso), woher bekommen sie dann ausreichend pflanzliches Omega-3. Das wichtigste Omega-3 Fett, was unser Körper und v.a. Gehirn benötigt, ist alpha-Linolensäure (kurz: ALA). Dieser essentielle Nährstoff ALA wird vom Körper in Docosahexaensäure (DHA) und Eicosapentaensäure (EPA) umgewandelt. Das Gehirn benötigt v.a. DHA für eine optimale Funktion. ALA und damit die natürliche Ausgangsbasis für DHA findet man reichhaltig in Leinsamen und in geringen Mengen in vielen Obst- und Gemüsesorten und in Bohnen. Hochwertiges DHA kann man also ganz natürlich mit der täglichen Nahrung über ALA-haltige Lebensmittel (v.a. Leinsamen) im Körper produzieren. Gibt man also jeden morgen ein oder zwei Esslöffel geschrotete Leinsamen ins Müsli, ist man bestens versorgt.

Warum sich Ihr Arzt/Kardiologe nicht für die einzig wissenschaftlich fundierte Heilung einsetzt

Im Kapitel „Der einzige Weg zur Heilung und Prävention der Herzkrankheit" wurde dargelegt, wie Wissenschaftler in klinischen Studien (selbstverständlich am Menschen) eindeutig eine effektive und nebenwirkungsfreie Behandlungsmethode gegen Herzkrankheiten eingesetzt haben. Im Übrigen bis heute die einzige Methode, welche Herzkrankheiten überhaupt heilen kann. Alle anderen Methoden lindern nur Symptome oder verlängern die Leidenszeit. Doch warum setzten nicht weltweit alle Mediziner auf diese einfache, geniale und kostengünstige Methode?

Mehrere Gründe lassen sich da aus Sicht eines Arztes finden. Der offensichtlichste Grund ist wohl das liebe Geld. Der Status quo (so wie es derzeit läuft) verschafft den Ärzten ein stattliches Einkommen, denn aufwändige und kostenintensive Operationen am offenen Herzen sind derzeit an der Tagesordnung. Eine darauffolgende, teils lang andauernde Leidensgeschichte der Patienten, unter Einsatz von zig Medikamenten und teuren Untersuchungen (teils in der Röhre wie MRT), liefert einen weiteren Einkommensstrom. Die Nebenwirkungen der Medikamente führen zu einem Teufelskreis für den Patienten, für Ärzte eröffnen sich jedoch weitere Verdienstmöglichkeiten. Ganz zu schweigen von dem scheinbar nie versiegenden Nachschub an Patienten, welchen eine herzgesunde Ernährung niemals erklärt wurde.

Okay, natürlich gibt es Ausnahmen unter den Ärzten, die Masse folgt jedoch leider obiger Beschreibung – entweder aus Vorsatz oder Unwissen. Und für das Unwissen können sie meist nichts, da Ernährungsthemen weder in ihrer praktischen Ausbildung (an der Klinik) noch ihrem Studium behandelt werden. Sie werden schlicht nicht mit den Möglichkeiten einer pflanzlichen Ernährung zur Behandlung chronischer Krankheiten vertraut gemacht – entgegen aller wissenschaftlichen Grundlagen. Das Thema der medizinischen Ausbildung wird von der Behandlung von Symptomen geprägt, die Heilung ist eher zweitrangig, und die Prävention von Krankheiten landet auf dem letzten Platz.

Lassen Sie uns nochmals zurück zum Thema Geld kommen. Einerseits kann man als „konventionell" behandelter Arzt ein überdurchschnittliches Einkommen erzielen, andererseits wird man von den Krankenkassen und Krankenversicherungen für Beratungsleistungen, auch im Bereich Ernährung, geradezu lächerlich entlohnt. Die Versicherungen setzen für die Ärzte völlig falsche Anreize, denn sie könnten sich Milliarden Euro Behandlungs- und Medikamentenkosten einsparen, würden sie die Ärzte fair für wissenschaftlich basierte Ernährungsberatung entlohnen.

Fragt man seinen Arzt persönlich, warum er nicht besser bzw. überhaupt über die Wirkung von Ernährung aufklärt, folgt meist die beliebte Ausrede: Zeitmangel. Doch neben dem mangelnden Wissen über das Fachgebiet Ernährung, fehlt auch noch das Wissen zu einer effektiven Verhaltensmodifikation, also: wie bringe ich meine Patienten dazu ihre Ernährung zu ändern? Dieser Punkt ist sicher, neben der Ernährung, ein wesentlicher Schwachpunkt im Medizinstudium, den es zu beheben gilt.

Jetzt haben wir genug Gründe gefunden, warum Ärzte nicht immer im besten Sinne des Patienten handeln, wobei es doch ihre ureigene Pflicht ist und das schon seit Hippokrates. Das Vertrauensverhältnis zwischen Ärzten und Patienten wird unnötig gefährdet. Ein entscheidender Teil dieses alten Vertrauens basiert darauf, dass die Patienten über die Ursachen ihrer Krankheiten informiert werden. Leider werden die Ursachen bei Herzerkrankungen nicht mit den Patienten besprochen. Selbstverständlich sind Bypassoperationen und Stents (Gefäßstützen) im Notfall lebensrettende Maßnahmen, doch viel zu häufig erfolgen diese Maßnahmen bei den ersten Anzeichen einer Herzkrankheit mit all ihren negativen Begleiterscheinungen und der damit verbundenen Sterblichkeit.

Der starke Lobbyismus von Pharmaindustrie und Medizintechnikherstellern die derzeit verbreiteten Methoden weiter einzusetzen ist nachvollziehbar, wenn man bedenkt, welch immense Gewinne mit Herzpatienten erzielt werden können, und diese Unternehmen haben nicht als Ziel Patienten zu heilen, sondern die Erträge für ihre Aktionäre zu maximieren. Unterstützung bekommen sie noch zusätzlich von der Fleisch- und Milchindustrie, welche kein Interesse daran hat, dass der Verbraucher (und damit künftige Herzpatient) über die gesundheitsschädlichen Wirkungen ihrer Produkte informiert wird.

Also erwarten sie keine Unterstützung von Seiten der Ärzte oder anderer Organisationen, denn die Heilung der koronaren Herzkrankheit kann nicht mit Medikamenten, den gängigen Behandlungsmethoden oder operativen Eingriffen erreicht werden. Stattdessen hat jeder Einzelne die Kontrolle über seine Herzgesundheit mit der täglichen Nahrung, denn koronare Herzkrankheiten sind - wissenschaftlich bewiesen – Nahrungsmittel bedingt.

Herzgesund kochen

Eine herzgesunde Ernährung, welche sowohl in der Lage ist koronare Herzerkrankungen zu heilen als auch zu verhindern, wie erfolgreiche klinische Studien am Menschen beweisen, verzichtet stringent auf Fleisch (ob rotes Fleisch, Schweinefleisch oder Geflügel) und Fleischerzeugnisse (ob Wurst oder Produkte, in welchen Fleisch verarbeitet wurde), Milch und Milcherzeugnisse (von Joghurt, Quark, Butter bis Käse, und verarbeitete Produkte, die Milch enthalten), Eier, Fisch und Öle (z.B. Olivenöl, Sonnenblumenöl, Rapsöl). Genauso ist Salz und Zucker auf ein Minimum zu reduzieren und Nüsse, Avocados und Kokosnüsse (und Produkte daraus) sind für Herzpatienten zu vermeiden. Das klingt extrem, doch eine Operation am offenen Herzen ist um einiges extremer, die Nebenwirkungen von diversen Medikamenten mit Wirkungen hin zur vollständigen Behinderung sind extremer, und ein sicherer frühzeitiger Tod (auch bei Behandlung mit derzeitigem vollen medizinischen Arsenal) ist sowieso am extremsten.

Viele fragen sich nun, was darf man dann noch essen? Ein riesiges Spektrum an leckeren Speisen und Gerichten kann problemlos aus den erlaubten Zutaten gekocht werden. Diese Zutaten bzw. Lebensmittel bestehen aus Vollkorngetreide (wie Hafer, Weizen, Reis, Dinkel, usw.), grünem Gemüse (z.B. Grünkohl, Brokkoli, Rucola, Spinat), jedem anderem Gemüse, Hülsenfrüchten (ob Bohnen, Linsen oder Kichererbsen), Obst (Orange, Banane, Apfel, usw.) und Leinsamen (ca. 2 EL pro Tag u.a. für DHA). Zum Trinken wird reines Wasser empfohlen statt Kaffee, Fruchtsäften oder Softdrinks.

Auf tierische Produkte zu verzichten, bekommen die meisten heute hin, da eine Unmenge an Rezepten im Internet und neuen Kochbüchern zum veganen Kochen existieren. Das Thema Öl, was ja auch in solchen Kochbüchern an der Tagesordnung steht (da isst man gesund und ist trotzdem Herzinfarkt gefährdet), ist allerdings ein scheinbar Schwieriges. Doch nur scheinbar, denn natürliche Lebensmittel ersetzen das Öl auf einfache und leckere Weise. Wenn man etwas backen möchte, ersetzt man den Ölanteil schlicht mit Apfelmus, Pflaumenmus oder einfach Wasser vermengt mit gemahlenen Leinsamen. Beim Kochen brät man Zwiebeln oder Knoblauch kurz auf hoher Stufe an, schaltet dann zurück und gibt etwas Wasser hinzu bis sie weich gekocht sind. Genauso kann man mit Gemüse im Allgemeinen verfahren. Selbst gebräunte Zwiebeln sind ohne Öle (oder Fette) in der Pfanne machbar: Die Zwiebeln in die heiße Pfanne auf mittelhoher Stufe geben und solange umrühren bis sie bräunlich werden, mit etwas Wasser die Zwiebeln zu Ende kochen (das löst auch die evtl. angebratenen vom Pfannenboden), oder noch besser mit Balsamico-Essig ablöschen – dann hat man gar karamellisierte Zwiebeln.

Bei Salatsaucen oder -dressings kommt gerne die Frage auf, wie soll das ohne ein „gutes" Öl schmecken? Nichts ist wichtiger als ein Dressing zu finden, damit jedem Salate schmecken und somit ordentlich frisches Grün mit Genuss und Freude gegessen wird. Auch Sie werden eine ölfreie, vegane Salatsauce finden, die Ihnen schmeckt. Probieren Sie solange bis die Sauce unwiderstehlich ist. Ein guter Balsamico-Essig liefert die Basis für ein leckeres Dressing, einigen genügt gar Balsamico allein. Zur Starthilfe und als Ideen (jeweils die Zutaten bitte gut vermengen):

Senf-Balsamico Dressing: 4 EL Balsamico-Essig (weiß), 3 EL Senf, 1,5 EL Ahornsirup, 2-3 EL Zitronensaft, eine Prise Pfeffer

Hummus-Balsamico Dressing: 3 EL Hummus (aus Kichererbsen), 3 EL Balsamico-Essig, 3 EL Senf, 3 EL Orangensaft Neben Balsamico-Essig sind auch die Crema Varianten (wenn ohne zusätzlichen Zucker) des Balsamico zu empfehlen. Wer es „käsig" mag, kann mit Nährhefeflocken (1 oder 2 EL) ein gutes Ergebnis erreichen. Wer es lieber fruchtig mag, sollte mal eine Mango mit etwas weißen Balsamico-Essig pürieren. Leckere, ölfreie Möglichkeiten gibt es mehr als genug.

Wie kann ein beispielhafter Tag aussehen? Morgens isst man ein ordentliche Portion Müsli mit Haferflocken, geschroteten Leinsamen, reichlich Obst nach Wahl (Beeren: Blaubeeren, Himbeeren, Erdbeeren, Brombeeren – gibt es das ganze Jahr über gefroren zu kaufen; Orangen, Äpfel, Bananen, Mangos, usw.) und eine vegane, ölfreie Milchalternative (wie Hafermilch, Mandelmilch) oder einfach Wasser.

Mittags sollte ein großer Salat mit der Lieblingssauce (am besten das Dressing in Flaschen oder in verschließbare Gläser abgefüllt mit ins Büro bzw. zur Arbeit mitnehmen) niemals fehlen. Als Hauptgericht stehen tausend Kombinationen aus Vollkorngetreide, wie Nudeln, Reis oder auch Kartoffeln (Süßkartoffeln sind noch besser) mit grünem Gemüse (Brokkoli, Spinat, Grünkohl usw.) und Hülsenfrüchten (Bohnen oder Linsen) zur Auswahl. Egal ob in heimischen, mediterranen, asiatischen oder mexikanischen Kochbüchern Rezeptideen findet man ohne Ende: Gemüselasagne (statt Käse gibt es z.B. Hummus mit Hefeflocken vermischt obendrauf); Tortillas gefüllt mit Gemüse, Reis, Bohnen und einer leckeren Tomatensoße; Gemüsereis mit Kichererbsen; Kartoffelbrei (etwas gekochten und zerkleinerten Grünkohl mit reichlich Hefeflocken drunter mischen) mit Champignonsauce; oder einfach ein Vollkornsandwich gefüllt mit Salatblättern, Karottensticks, Tomaten, Gurken, Paprika und als Mayonnaise einfach Hummus verwenden oder Ketchup als Sauce.

Als Dessert und Snack zwischendurch kann man soviel Gemüse und Obst essen, wie man möchte, oder auch zu Trockenobst (ohne Öl) greifen, und wenn der Hunger größer ist, ist immer ein Müsli (wie beim Frühstück) möglich.

Am Abend ist ähnliches wie mittags möglich, oder einfach Vollkornbrot oder -brötchen mit Hummus bestrichen und als Sandwich mit einem Bohnenburger belegt. Die Möglichkeiten sind unendlich, wenn man eine Weile mit den vorhandenen Zutaten experimentiert und seinen Geschmack getroffen hat. Das Internet liefert heute eine

Unmenge kostenloser und leckerer, veganer (pflanzlicher) Rezepte, das Öl kann man, wie oben beschrieben einfach weglassen oder eben ersetzen.

Anfangs ist es eine größere Herausforderung im Supermarkt oder Bioladen die richtigen Produkte zu finden, doch nachdem man eine Zeit in das Lesen der Zutatenlisten investiert hat, kennt man schnell die herzgesunden Produkte und findet auch meist das, was man mag. Vorsicht ist geboten vor Fleisch- und Käseersatzprodukten, welche die veganen Produktbereiche vieler Märkte dominieren. Leider sind diese vollgeladen mit hoch raffinierten pflanzlichen Eiweißen, Ölen und massenweise Salz. Daher ist davon für ein gesundes Herz abzuraten. Besser sucht man im Internet nach Alternativen für z.B. vegane Burger zum Selbermachen und lässt das Öl einfach weg, und der beste Ersatz für Käsegeschmack ist Nährhefe bzw. Nährhefeflocken.

Wegen der NO-Power, wie im Kapitel „Stickstoffmonoxid-Power, das lange unterschätzte Molekül" beschrieben, und ihrer überragend positiven Wirkung auf die Arterienfunktion, können Herzpatienten (aber auch jeder andere Mensch) gar nicht genug Blattgrün (Grünkohl, Spinat, Mangold, Rucola, usw.) essen. Schnell kommt man dann auf die Idee, wenn man z.B. keine Lust auf Spinatgeschmack hat, den Spinat im Mixer mit Obst zu einem grünen Smoothie zu pürieren, der süßlich und nach Saft schmeckt. Die so beliebten grünen Smoothies liefern jedoch fast keine NO-Power mehr, da der Kauvorgang im Mund übersprungen wird. Dieser ist aber essentiell, denn wenn man die Nitrate aus dem grünem Blattgemüse im Mund kaut, mischen sich diese dort mit den fakultativ anaeroben Bakterien, welche sich auf der Zunge befinden, und werden von diesen Bakterien zu Nitriten reduziert. Nachdem man diese geschluckt hat, werden sie von der Magensäure wiederum reduziert zu NO und genau davon brauchen wir ausreichend für eine optimale Arterienfunktion und erhalten damit den besten Schutz vor Herzinfarkt.

Deswegen ist von Smoothies abzuraten, da hier der Kauprozess wegfällt. Dazu kommt noch ein weiterer Nachteil von Smoothies: durch den Mixprozess entstehen aus dem zugegebenen Obst (Orangen, Bananen oder Äpfel) Säfte. Bei Säften ist der enthaltene Zucker (Fruktose) des Obsts nicht mehr mit den Ballaststoffen des ursprünglichen Obsts verbunden und die Aufnahme des Zuckers erfolgt extrem schnell mit den bekannten Folgen von Zuckerkonsum (Diabetiker kennen das Problem). Diese rapide Aufnahme von Fruktose kann die Leber schädigen und die Zellen der Gefäßwände verletzen. Kaut man Obst normal im Mund, bleibt die Fruktose an die Ballaststoffe gebunden und die Aufnahme des Zuckers erfolgt langsam und sicher.

Ein netter Nebeneffekt einer Ernährung frei von tierischen Lebensmitteln (ob Fleisch-, Molkereiprodukte) und frei von Öl ist – neben dem Schutz und der Heilung weiterer chronischer Erkrankungen – ein sicheres Abnehmen ohne Mengenverzicht, da man die kalorienreichsten Lebensmittel weglässt. Man kann von den erlaubten Lebensmitteln einer herzgesunden Ernährung gar nicht genug essen. Vor allem bei Menschen, welche bereits ihr Idealgewicht haben, ist es wichtig viele Vollkornprodukte (Haferflocken, Nudeln, Brote), Linsen, Bohnen, Kartoffeln, Süßkartoffeln zu essen, um genug Kalorien zu erhalten. Und auch Snacks sind erlaubt, z.B. eine Schüssel voll Haferflocken mit frischem Obst zwischendurch. Haferflocken sind eine wunderbare Quelle für Ballaststoffe und man kann soviel davon essen, wie man will, mit ausschließlich positiven Folgen: Haferflocken verbessern die Leberfunktionen, verhindern Fettleibigkeit (und helfen gleichzeitig auch bei Übergewicht) und sind hilfreich bei Stoffwechselstörungen, und das Ganze ist in klinischen Studien eindeutig bewiesen worden.[39] Umso mehr man davon isst, umso besser ist die Wirkung. Über welches Lebensmittel kann man das schon sagen?

Nahrungsergänzungshersteller versuchen Hunderte von Vitaminen und isolierten Wirkstoffen unter die Leute zu bringen, doch die Wirksamkeit ist zum einen fraglich und Nebenwirkungen sind nicht ausgeschlossen. Bei einer herzgesunden Ernährung aus grünem Gemüse, Hülsenfrüchten, Vollkorngetreide, anderem Gemüse und Obst ist man bestens mit allen Vitaminen und Nährstoffen versorgt. Lebensmittel sind in ihrer Komplexität an verschiedenen Wirkstoffen nicht so leicht nachbaubar mit Einzelteilen, nur in Kombination mit Hunderten von Pflanzenwirkstoffen, wie sie bei natürlichen Lebensmitteln vorhanden sind, wirken die Inhaltsstoffe optimal. Da ist die Natur einfach unschlagbar.

Das einzige Vitamin, was man auf jeden Fall zusätzlich nehmen sollte, ist B12, da wir heute in einer hygienischen

Gesellschaft leben - was ja auch absolut top ist, wer will schon an fiesen Erregern sterben - und B12 nicht mehr natürlich verfügbar ist (außer in Lebensmitteln mit tödlichen Nebenwirkungen: Fleisch). Bei Bedarf kann man, wenn man zu niedrige Vitamin D-Werte hat, Vitamin D in den Wintermonaten (im Sommer reicht bei uns die natürliche Sonne als Vitamin D Quelle) zusätzlich einnehmen.

Immer wieder kommt von herzkranken Menschen in Bezug auf fleisch-, milch- und ölfreie Kost die Aussage: Aber ich will mein Essen genießen, wo ist da der Genuss? Es dauert zwar ein paar Wochen (im Durchschnitt 8 – 12) bis man seinen Geschmackssinn an das neue Essen gewöhnt hat, doch danach liebt jeder das herzgesunde Essen. Tatsächlich verliert man nach und nach das physiologisch bedingte Verlangen nach Fett (und fetten Essen). Die Sensoren für Fette und Zucker werden empfindlicher. Nach einer Weile entdeckt man dann eine neue Welt an Geschmäckern und Genüssen, die man sich zuvor nie hätte vorstellen können. Man lernt die Vielfalt und Einzigartigkeit an Genüssen auf pflanzlicher Basis zu schätzen. Sobald man sich daran gewöhnt hat, kann man gar nicht mehr anders essen, da die Geschmacksvielfalt, die Farbenvielfalt und die Vielfalt an Konsistenzen einfach unübertroffen ist.

Jede Mahlzeit kann mit der scheinbar unendlichen Menge an Gemüsesorten eine neue Entdeckungsreise des Genusses werden. Wer die ersten Wochen konsequent durchhält, der wird anschließend umso mehr belohnt. Bei einer rein pflanzlichen und ölfreien Ernährung, wie hier beschrieben, müssen Sie keine Kalorien zählen, keine Portionskontrolle durchführen, geschweige denn einzelne Nährstoffe berechnen, und nur so funktioniert wahrer Genuss!

Machen Sie den ersten Schritt: Probieren Sie einige Wochen konsequent die herzgesunde Ernährung aus! Begeistern Sie Ihren Arzt bzw. Ihre Ärztin mit Blutwerten, wovon er bzw. sie nur träumen kann! Leben Sie ein Leben in voller Fülle (massenweise gesundes Essen) und mit vollster Funktionalität (inkl. Gehirn und Sexualorgan)!

*„Wenn Rindfleisch Ihre Vorstellung von
„echtem Essen für echte Kerle" ist,
sollten Sie besser echt nah an
einer echt guten Klinik wohnen."*

Dr. Neal Barnard

*(Gründer der Ärzte-Kommission für verantwortungsvolle
Medizin - Physicians Committee for Responsible Medicine)*

Wissenschaftliches Quellenverzeichnis:

1. Prevalence and extent of atherosclerosis in adolescents and young adults: implications for prevention from the Pathobiological Determinants of Atherosclerosis in Youth Study. **JAMA** 1999 Feb 24;281(8):727-35, Strong JP, Malcom GT, McMahan CA, Tracy RE, Newman WP, Herderick EE, Cornhill JF

2. Atherosclerosis and Disc Degeneration/Low-Back Pain – A Systematic Review. **European Journal of Vascular and Endovascular Surgery** 2009 Volume 37, Issue 6, Pages 661–670, L.I. Kauppila

3. Erectile Dysfunction as a Marker for Cardiovascular Disease Diagnosis and Intervention: A Cost Analysis. **The Journal of Sexual Medicine** 2015, 12: 975–984, Pastuszak, A. W., Hyman, D. A., Yadav, N., Godoy, G., Lipshultz, L. I., Araujo, A. B. and Khera, M.

4. The Warning Signs of Clogged Arteries **PCRM** 2015-07-27 http://www.pcrm.org/nbBlog/index.php/the-warning-signs-of-clogged-arteries, Dr. Neal Barnard

5. Patients' expectations of screening and preventive treatments. **The Annals of Family Medicine** 2012 Nov-Dec;10(6):495-502, Hudson B, Zarifeh A, Young L, Wells JE

6. Are preventive drugs preventive enough? A study of patients' expectation of benefit from preventive drugs. **Clinical Medicine** 2002 Nov-Dec;2(6):527-33, Trewby PN, Reddy AV, Trewby CS, Ashton VJ, Brennan G, Inglis J

7. Statin therapy induces ultrastructural damage in skeletal muscle in patients without myalgia. **The Journal of Pathology** 2006 Sep;210(1):94-102, Draeger A, Monastyrskaya K, Mohaupt M, Hoppeler H, Savolainen H, Allemann C, Babiychuk EB

8. Long-term statin use and risk of ductal and lobular breast cancer among women 55 to 74 years of age. **Cancer Epidemiology, Biomarkers & Prevention** 2013 Sep;22(9):1529-37, McDougall JA, Malone KE, Daling JR, Cushing-Haugen KL, Porter PL, Li CI

9. FDA announces safety changes in labeling for some cholesterol-lowering drugs **FDA** 2012, Jefferson E auf website: http://www.fda.gov/NewsEvents/Newsroom/PressAnnouncements/ucm293623.htm

10. Are preventive drugs preventive enough? A study of patients' expectation of benefit from preventive drugs. **Clinical Medicine** 2002 Nov-Dec;2(6):527-33, Trewby PN, Reddy AV, Trewby CS, Ashton VJ, Brennan G, Inglis J

11. A way to reverse CAD? **The Journal of Family Practice** 2014 Jul;63(7):356-364b, Esselstyn CB Jr, Gendy G, Doyle J, Golubic M, Roizen MF

12. Circulating salicylic acid and metabolic and inflammatory responses after fruit ingestion. **Plant Foods for Human Nutrition** 2012 Mar;67(1):100-4, Rinelli S, Spadafranca A, Fiorillo G, Cocucci M, Bertoli S, Battezzati A

13. Salicylic acid in the serum of subjects not taking aspirin. Comparison of salicylic acid concentrations in the serum of vegetarians, non-vegetarians, and patients taking low dose aspirin. **Journal of Clinical Pathology** 2001 Jul;54(7):553-5, Blacklock CJ, Lawrence JR, Wiles D, Malcolm EA, Gibson IH, Kelly CJ, Paterson JR

14. Dietary nitrate and reductive polyphenols may potentiate the vascular benefit and alleviate the ulcerative risk of low-dose aspirin. **Medical Hypotheses** 2013 Feb;80(2):186-90, McCarty MF

15. Twenty questions on atherosclerosis. **Proceedings** (Baylor University. Medical Center) 2000 Apr;13(2):139-43, Roberts WC

16. Low risk--and the "No more than 50%" myth/dogma. **Archives of Internal Medicine** 2007 Mar 26;167(6):537-9, Stamler J

17. A way to reverse CAD? **The Journal of Family Practice** 2014 Jul;63(7):356-364b, Esselstyn CB Jr, Gendy G, Doyle J, Golubic M, Roizen MF

18. Prevalence and extent of atherosclerosis in adolescents and young adults: implications for prevention from the Pathobiological Determinants of Atherosclerosis in Youth Study. **JAMA** 1999;281:727-735, Strong JP, Malcom GT, McMahan CA, et al.

19. Mortality from circulatory disease in Norway 1940-1945. **Lancet.** 1951;1:126-129, Strom A, Jensen RA

20. Diet, lifestyle, and the etiology of coronary artery disease: the Cornell China study. **The American Journal of Cardiology** 1998 Nov 26;82(10B):18T-21T, Campbell TC, Parpia B, Chen J

21. Incidence of myocardial infarction correlated with venous and pulmonary thrombosis and embolism. A geographic study based on autopsies in Uganda. East Africa and St. Louis, U.S.A. **The American Journal of Cardiology** 1960 Jan;5:41-7, Thomas WA, Davies JN, O'Neal RM, Dimakulangan AA

22. Studies of cardiovascular disease and cause-specific mortality trends in Japanese-American men living in Hawaii and risk factor comparisons with other Japanese populations in the Pacific region: a review. **Human Biology** 1992 Dec;64(6):791-805, Benfante R

23. Janus-faced role of endothelial NO synthase in vascular disease: uncoupling of oxygen reduction from NO synthesis and its pharmacological reversal. **Biological Chemistry** 2006 Dec;387(12):1521-33, Förstermann U

24. Food selection based on high total antioxidant capacity improves endothelial function in a low cardiovascular risk population. **Nutrition, Metabolism & Cardiovascular Diseases** 2012 Jan;22(1):50-7, Franzini L, Ardigò D, Valtueña S, Pellegrini N, Del Rio D, Bianchi MA, Scazzina F, Piatti PM, Brighenti F, Zavaroni I

25. Acute blood pressure lowering, vasoprotective, and antiplatelet properties of dietary nitrate via bioconversion to nitrite. **Hypertension** 2008 Mar;51(3):784-90, Webb AJ, Patel N, Loukogeorgakis S, Okorie M, Aboud Z, Misra S, Rashid R, Miall P, Deanfield J, Benjamin N, MacAllister R, Hobbs AJ, Ahluwalia A

26. Brachial artery ultrasound: a noninvasive tool in the assessment of triglyceride-rich lipoproteins. **Clinical Cardiology** 1999 Jun;22(6 Suppl):II34-9, Vogel RA

27. Olive oil and ischemic reactive hyperemia in hypercholesterolemic patients. **Journal of the American College of Cardiology** 2006 Jul 18;48(2):414; author reply 414-5, Gori T

28. Olive, soybean and palm oils intake have a similar acute detrimental effect over the endothelial function in healthy young subjects. **Nutrition, Metabolism and Cardiovascular**

Diseases 2007 Jan;17(1):50-7, Rueda-Clausen CF, Silva FA, Lindarte MA, Villa-Roel C, Gomez E, Gutierrez R, Cure-Cure C, López-Jaramillo P

29. Postprandial anti-inflammatory and antioxidant effects of extra virgin olive oil. **Atherosclerosis** 2007 Jan;190(1):181-6, Bogani P, Galli C, Villa M, Visioli F

30. Differential effects of two isoenergetic meals rich in saturated or monounsaturated fat on endothelial function in subjects with type 2 diabetes. **Diabetes Care** 2008 Dec;31(12):2276-8, Tentolouris N, Arapostathi C, Perrea D, Kyriaki D, Revenas C, Katsilambros N

31. Olive oil intake and CHD in the European Prospective Investigation into Cancer and Nutrition Spanish cohort. **British Journal of Nutrition** 2012 Dec 14;108(11):2075-82, Buckland G, Travier N, Barricarte A, Ardanaz E, Moreno-Iribas C, Sánchez MJ, Molina-Montes E, Chirlaque MD, Huerta JM, Navarro C, Redondo ML, Amiano P, Dorronsoro M, Larrañaga N, Gonzalez CA

32. Effects of dietary coconut oil, butter and safflower oil on plasma lipids, lipoproteins and lathosterol levels. **European Journal of Clinical Nutrition** 1998 Sep;52(9):650-4, Cox C, Sutherland W, Mann J, de Jong S, Chisholm A, Skeaff M

33. Association between omega-3 fatty acid supplementation and risk of major cardiovascular disease events: a systematic review and meta-analysis. **JAMA** 2012 Sep 12;308(10):1024-33, Rizos EC, Ntzani EE, Bika E, Kostapanos MS, Elisaf MS

34. Lack of benefit of dietary advice to men with angina: results of a controlled trial. **European Journal of Clinical Nutrition** 2003 Feb;57(2):193-200, Burr ML, Ashfield-Watt

PA, Dunstan FD, Fehily AM, Breay P, Ashton T, Zotos PC, Haboubi NA, Elwood PC

35. "Fishing" for the origins of the "Eskimos and heart disease" story: facts or wishful thinking? **Canadian Journal of Cardiology** 2014 Aug;30(8):864-8, Fodor JG, Helis E, Yazdekhasti N, Vohnout B

36. Primary prevention of cardiovascular disease with a Mediterranean diet. **The New England Journal of Medicine** 2013;368(14):1279-1290, Estruch R., Ros E., Salas-Salvadó J, et al.

37. Nut consumption, weight gain and obesity: Epidemiological evidence. **Nutrition, Metabolism and Cardiovascular Diseases** 2011;21(1):40-45, Martínez-González M., Bes-Rastrollo M.

38. The effect of a calorie controlled diet containing walnuts on substrate oxidation during 8-hours in a room calorimeter. **Journal of the American College of Nutrition** 2009;28(5):611-617, Tapsell L., Batterham M., Tan S., Warensjö E

39. Oat prevents obesity and abdominal fat distribution, and improves liver function in humans. **Plant Foods for Human Nutrition** 2013 Mar;68(1):18-23, Chang HC, Huang CN, Yeh DM, Wang SJ, Peng CH, Wang CJ

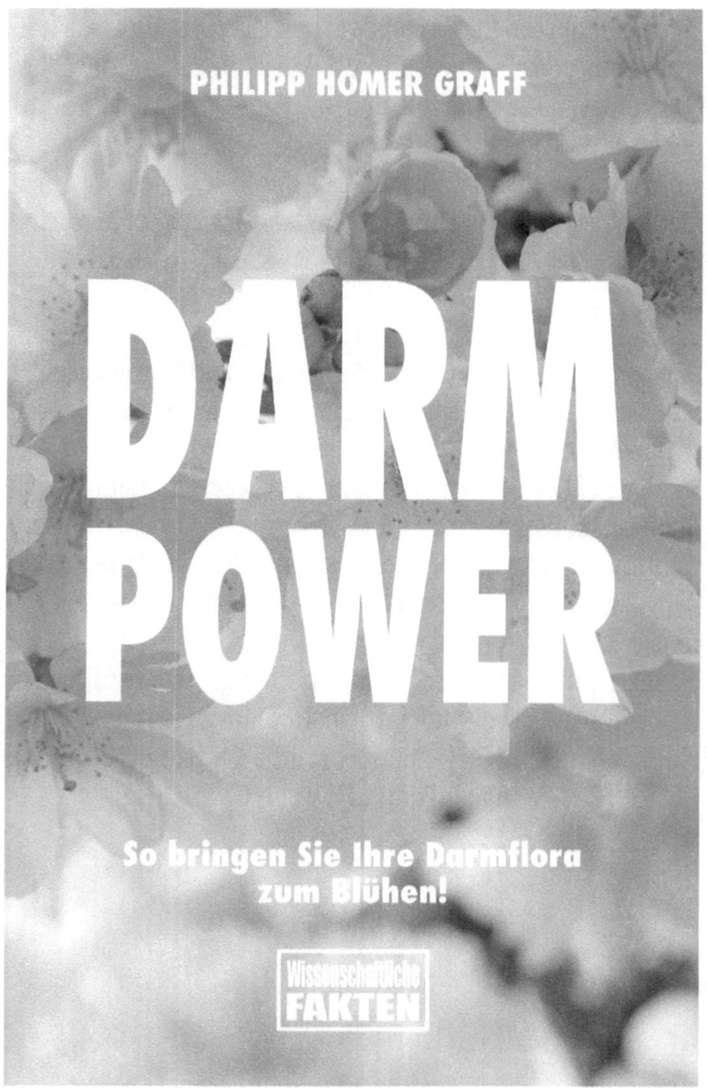

PHILIPP HOMER GRAFF
DARM
POWER
So bringen Sie Ihre Darmflora zum Blühen!
Wissenschaftliche FAKTEN

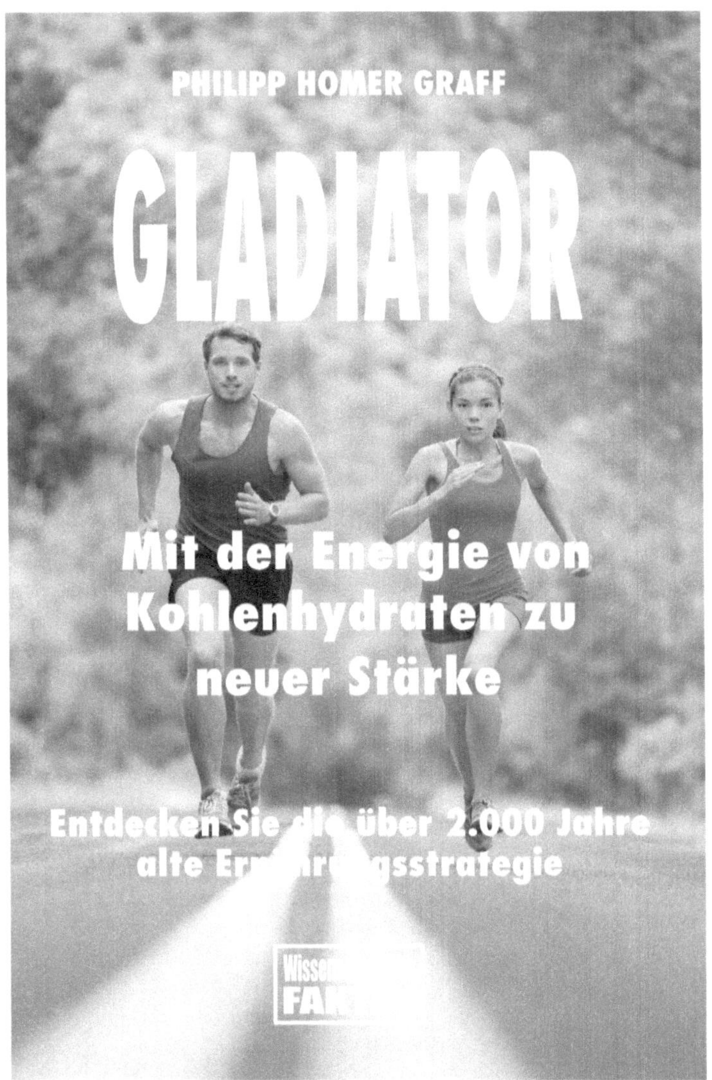
PHILIPP HOMER GRAFF
GLADIATOR
Mit der Energie von Kohlenhydraten zu neuer Stärke
Entdecken Sie die über 2.000 Jahre alte Ernährungsstrategie
Wissen
FAKT

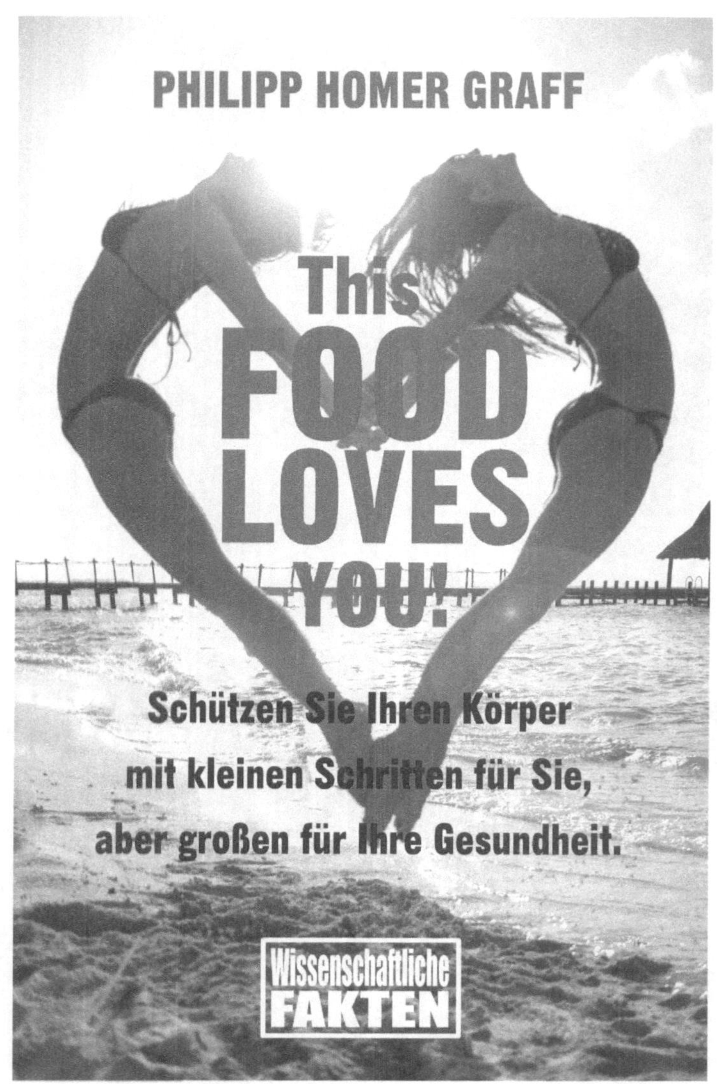
PHILIPP HOMER GRAFF
This
FOOD
LOVES
YOU!
Schützen Sie Ihren Körper
mit kleinen Schritten für Sie,
aber großen für Ihre Gesundheit.
Wissenschaftliche
FAKTEN

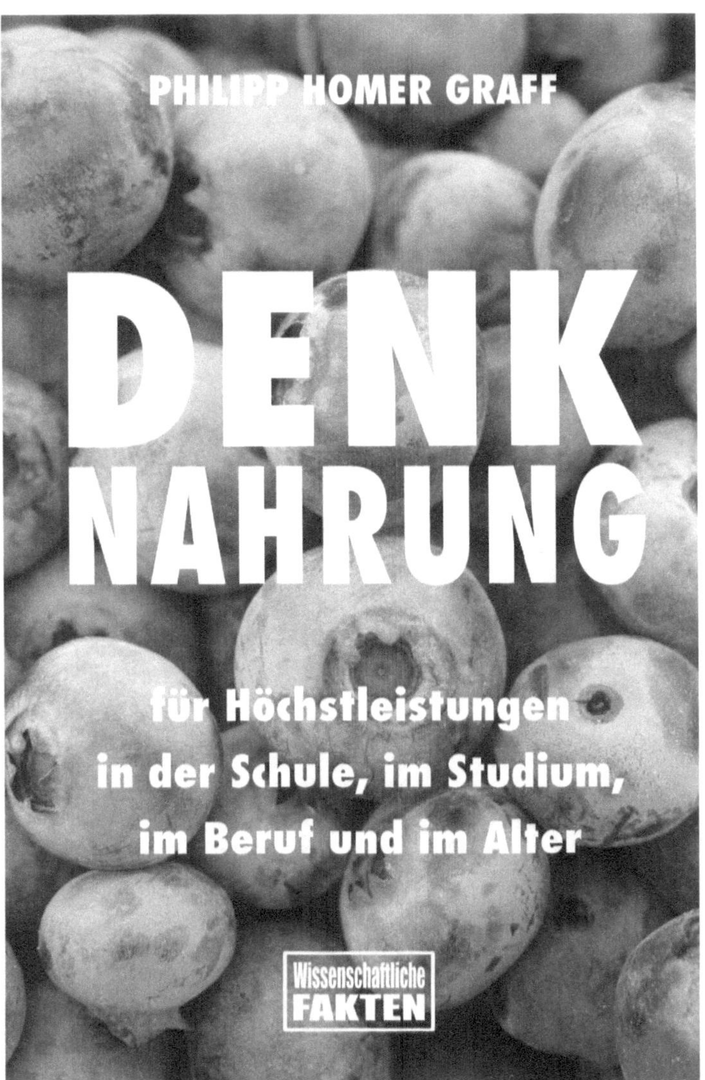
PHILIPP HOMER GRAFF
DENK
NAHRUNG
für Höchstleistungen
in der Schule, im Studium,
im Beruf und im Alter
Wissenschaftliche
FAKTEN

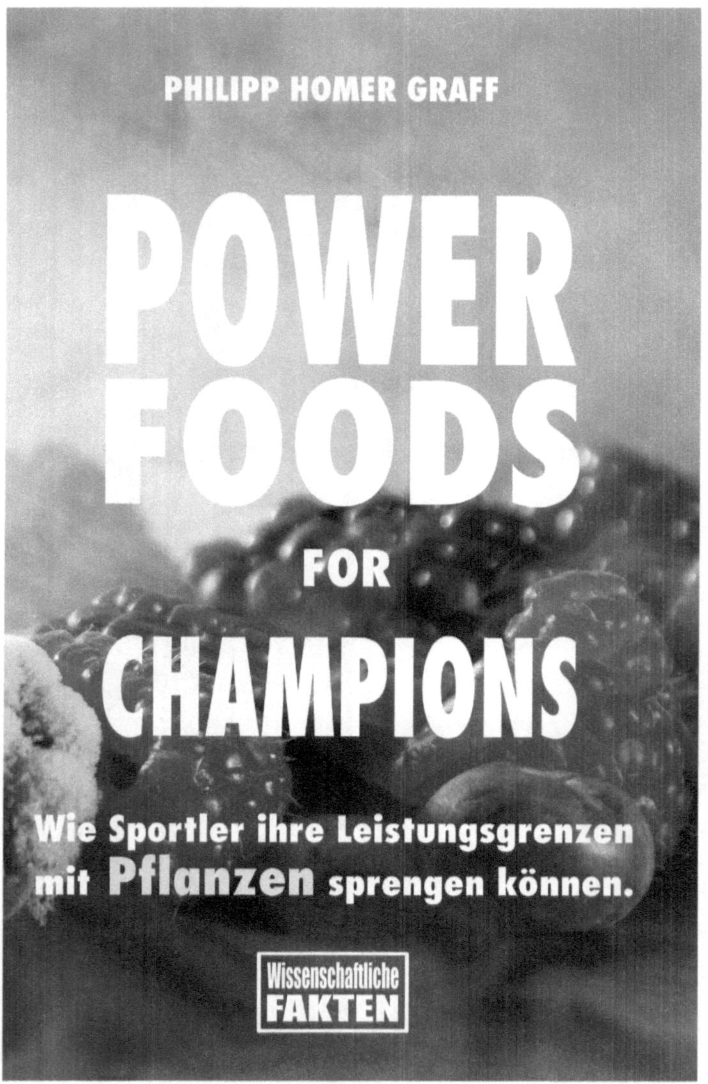

PHILIPP HOMER GRAFF
POWER
FOODS
FOR
CHAMPIONS
Wie Sportler ihre Leistungsgrenzen
mit Pflanzen sprengen können.
Wissenschaftliche
FAKTEN

Glück muss nicht kompliziert sein:

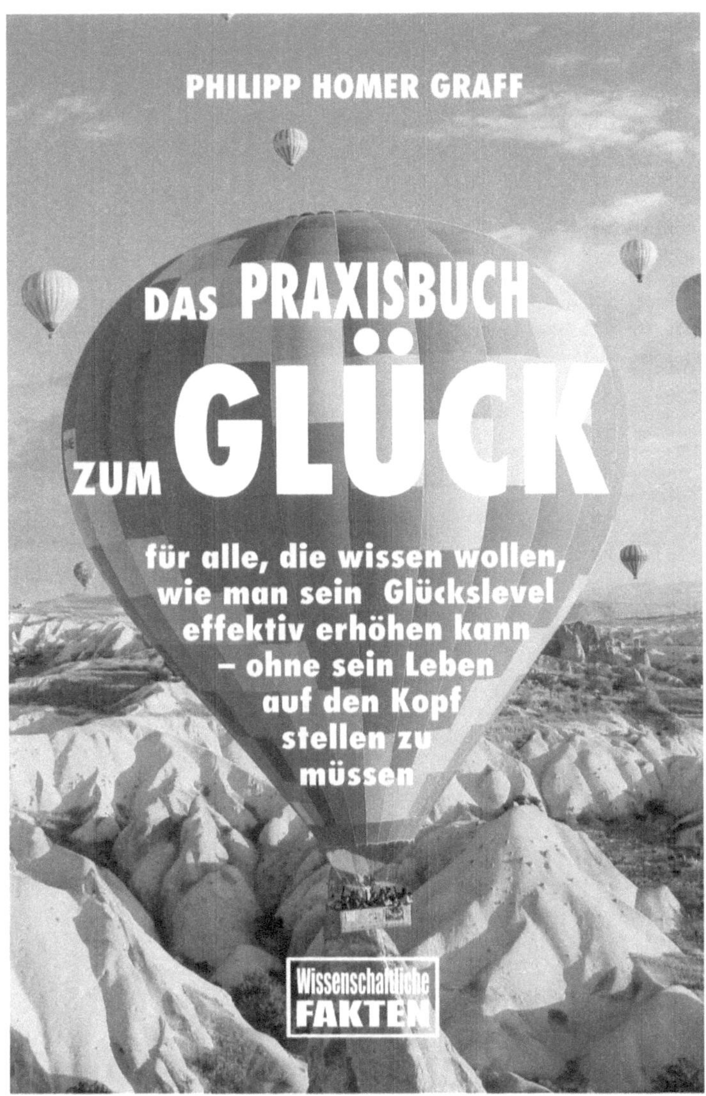
PHILIPP HOMER GRAFF
DAS PRAXISBUCH
ZUM GLÜCK
für alle, die wissen wollen,
wie man sein Glückslevel
effektiv erhöhen kann
– ohne sein Leben
auf den Kopf
stellen zu
müssen
Wissenschaftliche
FAKTEN

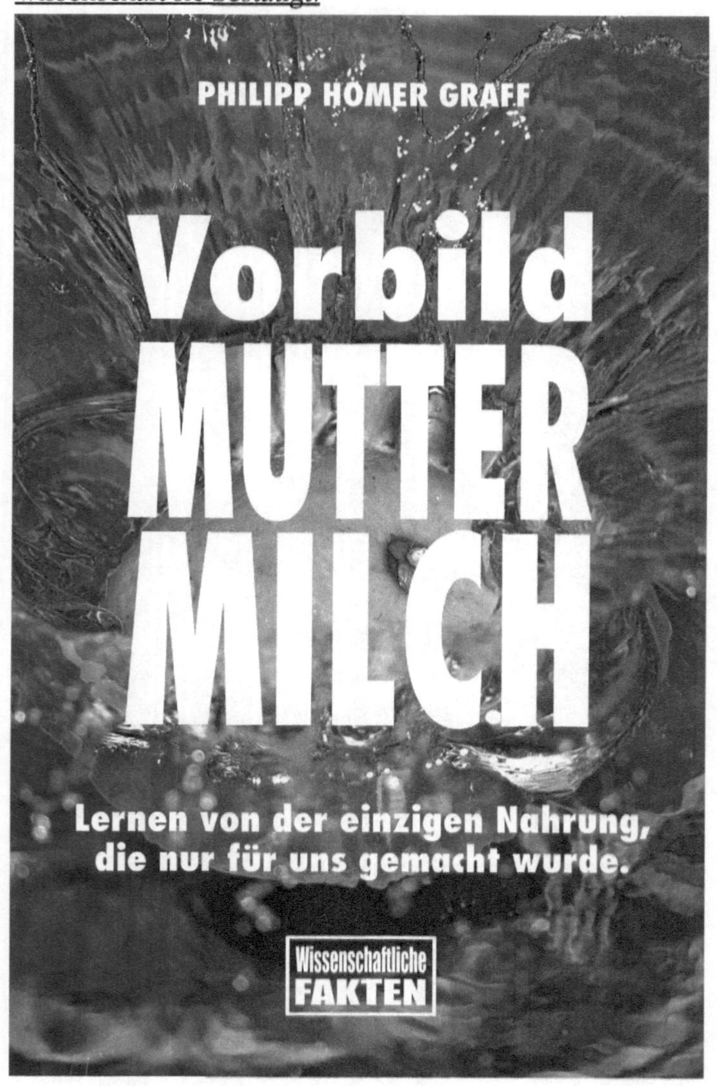
PHILIPP HOMER GRAFF
Vorbild
MUTTER
MILCH
Lernen von der einzigen Nahrung,
die nur für uns gemacht wurde.
Wissenschaftliche
FAKTEN

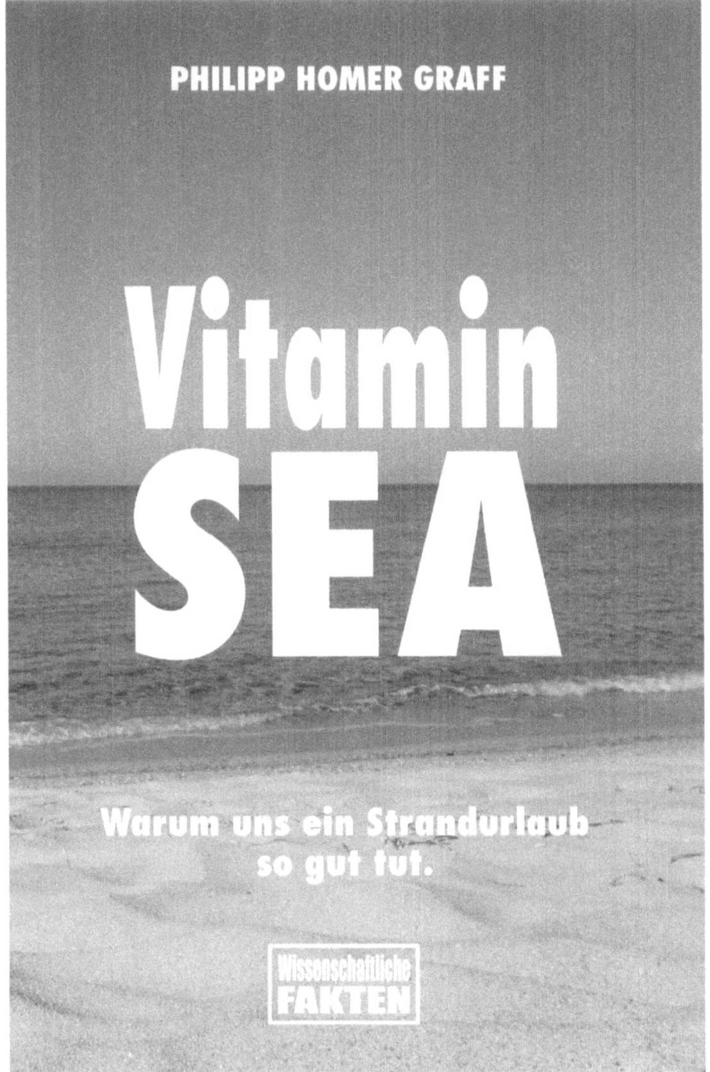
PHILIPP HOMER GRAFF
Vitamin
SEA
Warum uns ein Strandurlaub
so gut tut.
Wissenschaftliche
FAKTEN

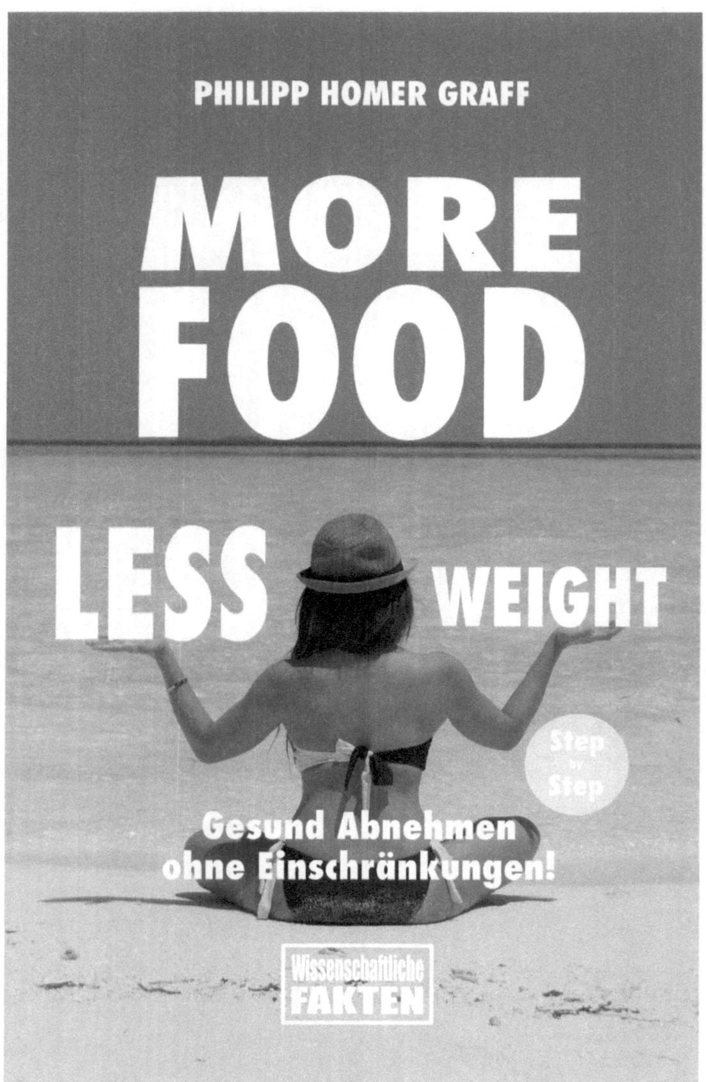

PHILIPP HOMER GRAFF
MORE
FOOD
LESS WEIGHT
Step
by
Step
Gesund Abnehmen
ohne Einschränkungen!
Wissenschaftliche
FAKTEN